日本の子ども自尊感情はなぜ低いのか

児童精神科医の現場報告

古荘純一

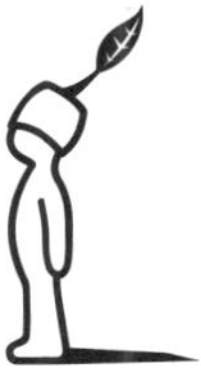

光文社新書

はじめに

外来で目立つ「不安」を抱える子どもたち

私は小児科医で、大学病院や専門病院において子どもの心の診療を行っています。はじめは神経領域を専門としていたのですが、日常のなかでいろいろな不適応を抱える子どもたちが診察に訪れることが増えてきたため、児童精神科医の先生に指導を受けながら、心の問題を抱える子どもたちも多く診るようになってきました。また、地域ではスクールカウンセラーや教育委員会からの相談を受ける立場にあります。自治体の教育委員会の専門医をしていることから、学校現場を訪れることもあります。

最近の専門外来で目立つことは、自信が持てなかったり、不安であったり、将来に希望を持っていないような子どもたちが多いということです。依存したり相談したりできる相手が見つからず、親でさえ、そのような対象になっていません。

希望が持てない、というのは、モノとしては小さいときからたくさん与えられているのだけれども、自分で何を目標として、それを獲得していくためにはどうしたらよいか、ということがわからず、またその達成感が乏しいという感じ、とも表現できます。

さらに問題なのは、子どもが悩んでいることを親が的確に把握できていないということです。外からみると、ステイタスもそこそこであったり、子どもの教育に関してもしっかりとした考えを持っている親御さんであっても、子どもの心の悩みや心配に必ずしも気がついていないことがよくあります。

比較的しっかりとした考えを持ち、たとえばこのような本を読むような親御さんでさえもそうなのですから、それ以外の親御さんはもっと気づいていないのではないか、というふうに感じます。

私の専門外来に来る子どもたちというのは、もちろん、ごく普通に暮らしている子どもたちにくらべれば極端な状況にあるともいえるのですが、逆に考えれば、同じように悩みを抱えている子の中でも、比較的早く相談できる人にめぐりあった、という側面もあると思います。ですから私としては、外来などで出会うことのない子どもたちの中にも、いろいろな問題を心に抱えている子どもたちが相当数いるのではないか、と気になってしまいます。

また、私は現在、大学の教育系学科で小児精神神経学という授業も持っています。そのなかで大学に入りたての学生たちと出会う機会があるのですが、学生たちは授業やレポートの中で、過去の外傷体験から脱却できないというトラウマ体験に悩んでいたり、自信が持てない状態にあることなどを訴えてきます。そのようなケースがかなり多いと感じています。これは、後ほど本論の中で述べることになりますが、通常であれば思春期を越えて成人するころには回復してくるはずの自尊感情が、成人を迎えるころになっても低いままでいることを示しています。小さいときからの感情を引きずっているのです。

子どもは元気いっぱいではない

今社会は、閉塞感に溢れています。このような社会全体のとばっちりを、いちばん弱い立場の子どもたちがもろに受けているのではないか、とも考えられると思います。親が実際に大人になって社会を把握したときに、不安になったり自信を持てなくなったりしたその思いが、より低年齢の子どもたちにあらわれている、という見方もできるかもしれません。

今の子は小学校低学年でも、疲弊しています。表向きは元気いっぱいに見えるかもしれませんが、疲弊しています。とくに、学校の先生の中でも、若い先生はそれに気づくかもしれませんが、管理職の先生になるとそれがわからなくて、「子どもは元気いっぱいだから」などと思っていますし、そう口にもしています。たとえば朝、学校の校門の前で、登校してくるみんなに挨拶をすることが最近はさかんに行われていますが、疲れている子どもに元気いっぱい挨拶をされても……、と私などは思ってしまいます。正直言って、あれはやめてほしいとさえ思ってしまいます。

挨拶はもちろん大事です。しかし、体調が悪いだとか、葛藤を抱えているなどというときに、あまり信頼がおけない人が土足で踏み込んでいこうとすると、子どもはますます心を閉ざしてしまう、ということはよくあるのです。

不登校の子どもと話をすることもよくありますが、そうすると、ここは踏み込んでほしくない、という自分の領域があるのに、特に年配の先生というのはそこに土足で踏み入ってきて、なんだかんだと言って指導しようとする、というように子どもは思っています。それはあくまでも子どもの側が持つイメージなのですが、じっさいにそういうふうに感じられてしまっています。

情報や選択肢の多さを被害的に受け止める

小学一年生の子が、外来でふつうに、「僕は疲れているんです」と言う世の中です。「疲れた」という言葉を、子どもたちはじつによく口にします。実際にはそれほどいろいろなことをやらされている子どもではなくても、なんだかたくさんのことを「やらされている」ような気になっている。私は、過剰な情報やモノが、子どもを損なっているのではないかと考えています。

もちろん、大人が「疲れた」とよく言っているから、そういう言葉をそのまま借りて、深い意味もなく言っている、という面もあるかもしれませんが、しかし、実際にそう思っているという面もやはりあるように思います。

そもそも、何かを「やらされている」わけではなくても、その前の段階で、情報や選択肢が多すぎるように思えます。昔でしたら、日が高いうちは外でトンボ取りでもして、家へ帰ってきたらごはんを食べて寝る、というような毎日が普通でした。それが今は、例えば午後三時の時点で、お稽古へ行くだとか、友だちと待ち合わせて何かで遊ぶだとか、親がどこかへ連れて行く、だとか、なんだかんだと予定があります。それで家に帰ってきても、またいろいろ選択肢があって、そこにまたもうひとつ、何かの行事が入ったりすると、子どもの受ける感じとしては、疲れているとか、たくさんやらされたということになるのでしょう。

モノが多いということも、疲弊に繫がります。我々が例えば調べものをする時、たくさんの本や情報があると、なにか全部読まなければいけないような気がしてそれだけで疲れてくるような気がするのと同じで、おじいちゃんおばあちゃんや親戚の来客から、子どもがいくつか本をもらったり、おもちゃをもらったりすると、敏感な子は、それがそこにあるだけで、プレッシャーになったり責め立てられているような気になります。

自分が好きこのんで選んだ本や贈り物ではないけれども、次から次へともらったものを、今度は、片づけなさいだとか、誰々からもらった本なんだからちゃんと読みなさい、だとかいわれてしまうと、それもまた、やらされたというイメージに繫がるのかもしれません。

情報が多くなりすぎて、混乱したり、疲弊したり、というのはそういうことです。もらうものもそうですし、活字もそうですし、画像的なものもそうです。今の状況は、情報を受け取り、整理し、本当の意味で選択することに未成熟な子どもたちにとっては、相当に疲れる状況になっていると思います。

それでは、親が選択しなければいけないのか、ということになります。実際にこの状況に危機感を感じて、そう考えている人もいますが、でもほとんどの親が、ついついいろいろなものを見ると、これは子どもにいいはずだ、と思って買い与えてしまいます。刺激がたくさんあったほうが子どもにはよいのではないか、と考える人も多いかもしれませんが、疲れてしまうと、元も子もないのです。

大人でも、人混《ひとご》みや雑踏に出ると、それだけで疲れた、というイメージがあるのといっしょです。情報の洪水の中を歩いているような感じなのかもしれません。

もちろん、個性もありますから、それでうまく適応していく子も、ほとんどなのか、半分ぐらいなのか、一部なのかは判らないのですが、いると思います。しかし、そうでない子はやはり、なんだかやらされている、というイメージを持ちます。それで「疲れた」という言葉が出てくるのです。本当に気の毒になります。

モノや情報が溢れていても、それと同時に選択肢が与えられているではないか、といわれるかもしれませんが、そもそも選択肢が多すぎますし、また、選択する、という考えがはっきりする前に、たくさんのモノが周りじゅうにボンと与えられている、という状態が、疲れるのです。

じつは、選択肢の中から自分で選ぶようになる力というのは、年齢的にもそこそこ発達してこないと出てきません。発達する前から選択肢を並べられてしまうと、どれを食べたらよいかわからないようなときに無理に口の中に押し込まれるような感じになるのではないかと思います。これは食べ物ではなくて、教養や情報でもそうなのです。

子どもの側からすると、しかし、それを言葉では表せませんし、また自分でも気づいていないこともありえます。でも、そういう印象は持っていると思います。ですから、疲れますし、こういった状況をどこか被害的に受け止めているところがあります。

＊　＊　＊

幸福度が最低レベルの日本の子ども

学力低下、少年犯罪、いじめ、生活習慣の乱れなど、最近わが国における子どもの変化についての報道や意見をよく目にします。子どもの指導を強化すべきという意見に世論が流されがちな印象もあります。しかし、それでよいのでしょうか。

私のような立場の者からすると、指導という大人からの強制ではなく、子どもの存在をまずはあるがままに認め、そして子どもを守り育《はぐく》む姿勢が重要だと思えてなりません。

子どもを育む大人の姿勢は、家庭、学校、社会で、ある程度は一貫していなければ、子どもがとまどうものですが、今日の日本ではどうもそれがかなりちぐはぐです。従来なら家庭で教えていた生活習慣の確立やさまざまな体験が、今は家庭ではできなくなっている。そのため、それを学校で教えなくてはならないと言われています。しかし学校は学校で、規則や授業での制約が多く、対応が十分にできない。また学校は社会教育の始まりを担うところでもあると思うのですが、先生は、授業の増加、保護者対策、行事やさまざまな研修に追われて、対応がさらに難しくなっています。子どもたちは、そのまま社会に参加することになりますが、大人たちは社会でも若い世代を育み教育することを忘れて、彼らの不甲斐なさを嘆き、学校や家庭に責任を転嫁してしまう。これでは子どもたちも混乱してしまいます。

二〇〇七年二月、ユニセフの研究所が世界の先進国の子どもたちの幸福度調査結果を発表しました。日本は、不足データのため、総合評価のランクには含まれませんでしたが、集計されたデータでは、いずれも下位でした。特に子どもの主観的な幸福度の中で、「孤独を感じる」と答えた子どもの比率は約三〇%と、他の国の五～一〇%に比べて突出して高いことが、報告書でも強調されており、報道でも取りあげられていました（P86、資料15参照）。これは極めて重要な結果だと私は思っていますが、あまり話題になりませんでした。

臨床や学校現場で接する子どもたちもまた、その調査結果に通ずる印象を私に与えます。家庭にいても、学校にいても、毎日友だちと何通もメールを交換しても孤独に感じる。親と一緒に過ごしていても孤独で、幸福感や満足感の乏しい子どもたち。もちろん、接する多くの親御さんは、子どもによりよい生活をしてもらいたいと当然考えておられます。しかし、その期待が、時に過剰に感じられることも事実です。少子化の現在、子どもたちにはそれが無言のプレッシャーになっています。

自分の期待したとおり子どもが育っていかない。そうすると親は、否定的な考えを持ちます。子どもはそれをまた無言のプレッシャーと感じています。家にいてもその無言のプレッシャーを感じる。家族で旅行に行ってもそこから解放されることはないのです。

こういった期待は、時代を超えていつの世も存在するもので、人の親としては当然の思いなのでしょうが、しかし、そのプレッシャーの度合いは、今かなり増していると私自身は感じています。

居場所がない、眠りが足りない

子どもの生活を具体的に見てみると、居場所、食事、睡眠の問題が目につきます。まとめれば「居・食・睡」問題ということになりましょうか。

まず、自分の居場所がないように感じている子どもが増えている、というのは、今も述べたとおりです。居場所のなさは、孤独感の強さに表れているといえます。家庭でも学校でも社会でも、心の居場所がなく依存対象が少ない。

さらに、食生活は乱れ、睡眠不足など不規則な睡眠の子どもも増えています。経済的に豊かになり、長年の夢であった衣食住に困ることのない生活を手に入れたはずにもかかわらず、これはいったいどういうことなのでしょうか。

食べること、寝ることは、かつては子どもにとって大きな楽しみでした。しかし、最近の子どもたちに聞いてみると、食べることは、大人の生活習慣や時間・規則などに振り回されることが多く、必ずしも楽しそうではありません。また、睡眠時間については、わが国の小学生、中学生は世界で最も睡眠時間の短い子どもたちだという報告があります。先日も、多くの子どもたちが睡眠不足だ、もっと眠りたいと感じているとの調査結果が出ていました。問題なのは睡眠時間が短いことではなく、ほとんどが寝不足だと感じているにもかかわらず、塾や部活、メールの返信などに影響されて就寝時間が遅くなり、十分な睡眠がとれないことです。

このような状況の中で、ほとんどの子どもは学校へ行くことを負担に感じています。学校は、子どもたちにとって、学ぶことを楽しんだり有意義な経験を積むところではなくなっており、一部の子どもたちにとっては、むしろ、いやな体験を重ねるところ、無益に時間を過ごすところ、となっています。

一方で、ゆとり教育の撤廃、道徳教育・全国一斉学力テストの復活など、学校で生活する子どもそのものには視線を向けず、また現場の声を反映しない改革や考え方が進んでいるように思います。学力の低下やいじめなど、今学校教育で指摘されていることは、あたかもそれが一人一人の共通の問題であるかのように取り違えられているのではないでしょうか。子どもたちそれぞれの個性や、個別に抱えているはずの悩みが平均化され、平均を引き上げるという意見が反映されているように思えてなりません。

元気な中高年、不安を抱える親世代、自信を忘れた子ども

私は日々、病院や学校を行き来していると、学校教育や行政指導の中心を担っているいわゆる団塊の世代もしくはそれよりも上の一九四〇年代生まれの世代と、現在子育てを行っている中心の一九六〇~七〇年代生まれの世代、そしてその子どもたちの間に大きなギャップ

があるような気がしてなりません。

一九四〇年代生まれの大人は元気で、自分たちが現代の日本を作ってきたと自負しており、比較的自己肯定的です。そして今でもそれなりに生活を満喫していると思います。一方、子育てを行っている世代は、自分自身の将来、家族の将来に大きな不安を持っています。現在の生活だけではなく、将来に関していろいろな悩みを抱えています。子どもたちはその親の不安を感じ取って、本人自身が自覚することはありませんが、さながら自分にも責任があるかのように心の中では被害的に受け止めています。

また、社会ではどうでしょうか。一握りの成功者を賞賛する風潮、所得格差の増大、国際競争と業績至上主義。一方でワーキングプア、引きこもりの増加、将来に希望が持てず職を転々とする若者たちのことも報道されています。ほとんどの若者は、本人なりに努力しているように見受けられますが、評価されなかったり、達成感が乏しかったり、希望や生きがいを見いだせない状況があります。きちんと教えられたことも学ぶ機会もないのに、自己責任が強調される。ほんの一握りの成功を収めた人物は英雄視されますが、それ以外の大多数は注目されないし、わずかな失敗も厳しく批判されてしまう雰囲気が社会に溢れています。そして団塊の世代の方の中には、相変わらず、そのような若者を「負け組」「格差社会の下層社会組」等として、自己責任として切り捨ててしまう傾向がある人が多いように思います。

社会のそんな雰囲気の中で、低成長時代に生まれた子どもたちは、マイナスのメッセージを送り続けられているように感じます。閉塞した時代に生まれてきたのは彼らのせいではないのに、こういった時代状況の中で、我々大人たちは、子どもたちに、今のままではダメだ、ダメだ、という言外のメッセージを送りつづけているのではないでしょうか。しかし子どもたちにとってみれば、どんなに社会状況が厳しくとも、自分を認め、自分の存在に自信を持って生きていくことが必要ですし、その権利があるはずなのです。

成績のよい子、何ら問題行動を起こさない子、社会で賞賛される行動や運動成果を上げている子ども、は大丈夫でしょうか。実はこのような子どもにおいても、生活の満足度は高くありません。外国で目にする子どもたちと比べて、屈託のない明るさ、希望が乏しいように思うのは気のせいではないと思います。

自尊感情という視点を持つ

それでは、このような時代に育つ子どもにどのように接すればよいのでしょうか。

一言で言えば、やはり、子どもの存在をあるがままに肯定することだろうと思うのです。

心の居場所を提供して育むことです。私は、子ども自身、そして大人が子どもの心の居場所があるかどうかを確認するコンセプトは「自尊感情」であると思います。

子どもたちは、大人から指摘されるまでもなく、自分自身の欠点はある程度はよく知っていると思います。欠点をふまえた上で、それで自信をなくすのではなく、自分を肯定的にとらえて、みんなと協調していくことができること、そして、そのようなことが許される家庭、学校、社会のありかたを目指すことが重要でしょう。

子どもの話を聞かず、現実を直視することもなく、子どもたちの世界にまるで土足で踏み込んでいって指導をするような無頓着な行動は慎むべきです。

私は、子どもの心や行動面の問題と自尊感情の関連について、小児医療の現場で、また教育者を目指す学生を教える立場として、そして研究者として、経験を積んできました。そしていくつかの重要な事実を発見し、また提案すべきことを考えました。厚生労働省の研究の一環として、尺度評価を用いた子どもの自尊感情の調査を行っています。

この調査は、研究者としても臨床家としても、非常に学びの多い調査です。幸いなことに、平成一五年から五年間にわたり研究費をいただいたため、有意義な調査を行うことができました。

この本は皆さんにその結果をお伝えしたいと考えて書いたものです。

第1章から第3章では、自尊感情という概念そのものの解説を行い、そのうえで今回我々が行った子どもたちの自尊感情を含むQOL（Quality of Life　第2章参照）尺度調査とその結果を、諸外国との比較などを交えて解説しています。

第4章では、現在の日本の子どもたちの自尊感情が低い理由について私なりに考察し、第5章では、私の専門外来の現場で見られる、子どもの精神面の問題と自尊感情の関係について検討しています。

第6章では、学校現場で関わった子どもの心の問題について、事例をもとに対応を紹介しています。第7章では、現在、社会において一般的に議論されている教育病理現象などの子どもの諸問題について、自尊感情の面からの分析を試みています。そして第8章では、自尊感情という観点から、それでは我々大人は子どもたちとどう関わったらよいのかについて、対応の仕方を述べてみました。

この本を読んでくださった皆さまが、子どもの現況を再認識し、今後の子どもたちのことについて、考えていただければ幸いです。

目次

第3章　自尊感情が低い日本の子どもたち　67

第1章　注目のキーワード「自尊感情」を問い直す

1　自尊感情（セルフ・エスティーム）とは

自己への関心の高まり

この章ではまず、自尊感情という言葉について、簡単にですが説明してみたいと思います。ここであらかじめ述べておきますが、本書では、自尊感情の定義や研究の歴史、調査そのものに重点を置くのではなく、私の専門である小児医学の立場から、現在、我が国の子ども社会が抱えている臨床教育学的、あるいは精神医学的病理現象を、自尊感情という視点からどのように考えなおしていくかに重点をおいて考えてみたいと思います。

　ですから、ここでは、子どもの自尊感情の従来の研究については、簡単に触れるにとどめておきます。私達が開発した日本語の新しいＱＯＬ尺度と、その中の一領域としての自尊感情尺度を使用した調査の結果が出ていますので、それらを次章以降で紹介するつもりですが、子どもの自尊感情そのものの研究について、さらに詳しく知りたい方は、心理学系の専門書などをあたってみていただければと思っています。

＊　＊　＊

　自分自身のことを自ら考えるという概念は、昔から存在していましたが、とくに一九世紀以降、いろいろな研究がされてきたことが知られています。

　自分を肯定的にとらえる、ということは、人生のさまざまな困難を乗り越えて充実した人生を送るためだけでなく、他人と協調していくためにも必要なことだと言えます。自分を否定的にとらえると、他人のことも否定的にとらえたり、他人からの言動を被害的にとらえたりすることで、関係がうまく成立しなくなってしまうからです。そうなると、コミュニケーションをとることが難しくなってしまいます。

最近は、社会あるいは国際状況の急激な変化と、それに伴う個人の不安な気分を反映して、心理学的な興味を持つなどの自己への関心が、よりいっそう高まってきたと言われています。人は不安が強くなってくると、自分の内的側面を観察する方向に、関心を向ける傾向があるのです。

一時期、心理学が大変なブームになり、大学の心理学科への入学希望者が多くなって、学科の偏差値がものすごく高くなった、という時がありました。自分自身に葛藤や悩みを抱えていて、それを解決したいという理由で、つまり自分自身のことで心理学科に入ってくる学生が増加しだしたのです。その延長線上でカウンセラーの資格を取るような学生が増えました。その結果、「心理学科の学生は、とても人にカウンセリングできるような状況にない」とこぼす教員にもよく出会ったものです。

現在も心理学科にそのような状況が続いているかどうかはわかりませんが、学生の中にも、また社会の人びとの中にも、自己の内面に対する関心がさらに高まっていることはたしかだと思います。

現在のような、自分を取り巻く環境が激しい変化にさらされていたり、不安定な社会情勢の中にあっても、なお自分が生きていく力を持ち続けるためには、「自分が好きで、自分を大切にする」「自分の存在を自分で受け入れる考えを持つ」ことは、たいへん重要なことです。

セルフ・エスティーム（＝自尊感情）は良い面・悪い面を含んだ概念

自分のことを自分でとらえるという概念には、「セルフ・エスティーム」という言葉をあてることが一般的です。

セルフ・エスティーム（self-esteem）とは、質問紙法による自尊感情の測定を考案したローゼンバーグによれば、「自己イメージの中枢的な概念で、一つの特別な対象、すなわち自己に対する肯定的または否定的な態度」と定義されています（一九六五）。

セルフ・エスティームは、日本語では「自尊感情」の他に、「自尊心」「自負心」「自己評価」「自己尊重」「自己価値」「自己肯定感」などさまざまな訳語があります。

広辞苑には、「自尊心」という言葉が掲載されていますが、「自尊の気持。特に、自分の尊厳を意識・主張して、他人の干渉を排除しようとする心理・態度。プライド」となっています。

「自尊感情」以外のこれらの訳語は、ローゼンバーグのいう定義のうちの、ある一面のみを中心に意味し、必ずしも全体を包括する意味を持ちません。

それに対し、「自尊感情」は、その他の訳語と異なり、必ずしも良い響きだけを持つわけではなく、自分に対する感情を中立的に表現する言葉としてとらえられているようです。

セルフ・エスティームという概念は、「自信を持ちゆったりと構えること」や、「自重する」という、いわゆるポジティブな思考を指すだけでなく、ネガティブな側面も包括した概念に近いと思われます。セルフ・エスティームという単語は、プラスの価値とマイナスの価値を中立的かつ客観的に表す単語、ということもできます（アメリカなどでは、セルフ・エスティームというと、高すぎてもよくない、というイメージがあります。良い面、悪い面の両方を表す言葉としてとらえているからです）。

このような理由から、本書では、セルフ・エスティームの訳語として、心理学系の論文やハンドブックで一般に使用されることも多い「自尊感情」を用いることにします。繰り返しますが、「自尊感情」という言葉は、マイナスの意味も含めて使ってください。本来は、高めれば高めるだけよい、というわけではない、ということも、一応は理解しておいていただければと思います。本書では、自尊感情が高すぎる人のこと、その問題点についてはほとんど触れませんが、高すぎてもまた、人の上に立ったときなどにやっかいなことが起きる可能性があります。

学校関係者も注目

整理しますと、「自尊感情」とは、外見・性格・特技・長所短所・自分の持っている病気やハンディキャップなどすべての要素を包括した意味での「自分」を、自分自身で考えるという意味です。

これらの「肯定的な面」に目を向ければ、「自信、積極的、有能感、できるという気持ち、幸せな気持ち、自分を大切に思う気持ち」などと表現できますし、「否定的な面」をとらえれば、「劣等感、消極的、無力感、できないという気持ち、不幸でつまらないと思う気持ち、自分をみじめに思う気持ち」などと表現できます。

当然のことながら、自分の欠点やハンディキャップをふまえた上で、自分自身のことをどのように考えていくかという概念になります。ですから、「欠点を長所ととらえる発想」、「他人がハンディキャップと考えることを自らはねのける気持ち」、などというのも自尊感情と関連していると言えます。

海外の研究では、低学力、少年犯罪、薬物依存、一〇代の妊娠、自殺、などと、自尊感情との間に、相関があることが指摘されてきました。わが国においても、居場所がなく不安を抱える子どもたちが増えていることが指摘されていることは、「はじめに」でも述べたとおりですが、摂食障害、自殺企図、引きこもりの増加など、今日的な臨床病理現象においても、低い自尊感情との関連があると私は考えています。

子どもを取り巻く社会環境の急速な変化の中で、子どもたちは自分自身をどのように考えているのか。子どもにおいても自尊感情の研究に関する関心が日に日に高まっているのを感じています。

最近では、学校関係者の研修のためのマニュアル本でも、「自尊感情を高める」などという項目がよく出てきますし、特別支援教育でも、「自尊感情を保つ」ということはよく話題になります。学会などでは、もともと自尊感情というのは注目されていましたが、学校の先生の研修会などで目立つようになってきたのは最近のような気がします。

ですから、最近の学校の先生は、「自尊感情という概念は必要であるし、いまの子どもたちは自尊感情が低い」というようなイメージを少なからず持っている方は多いと思います。しかし、子どもたちの自尊感情の低さが、説得力のあるデータとして示されている、ということはなかなかありませんでした。調査者の独自のオリジナルなデータのようなものであったり、小規模な調査がほとんどだったということです。

青少年のセルフ・エスティームに関する調査などもしばしば行われ、尺度もさまざまあることはあったのですが、そのほとんどが、大人の調査をそのまま流用するか、簡単な改良をほどこした程度で、子どもに使用しています。大人に対するセルフ・エスティームの調査で使われる方法で多いものは、一〇〇ぐらいの質問に、二択で答えるものです。そうなると、回答の選択肢は、イエスかノーですから、どちらかに極端にふれる可能性があります。

また、個々の質問を子どもが理解しているか、ということや、質問の数なども、かなりの吟味が必要なのですが、そういったことが行われていない調査がほとんどでした。さらに、大人にはするが、子どもにはしない質問、というものも、もちろん出てきます。たとえば、性的な質問であったり、職場に関する質問などです。こういったものを質問項目からカットするということは、研究の精度ということでいえば、正しくない、ということになります。

ですから、研究ということでいえば、子どもの自尊感情の調査は、まだまだ未発達な段階と言えると思います。我々が今回使用したQOL尺度では、五段階評価にしたうえで、質問をかなり厳選しています。

２　子どもの自尊感情の研究

発達とともに変化をみせる自尊感情

自尊感情が、子どもの発達とともにどのような変化を示すのかについては、さまざまな国で多くの論文が出されています。発達の途上にある子どもたちが、自分自身を、どの時期にどのように認識するのかについては、多くの研究者が興味を持っていることです。

「私は……」という言葉の後に、文章を続けさせて、二〇種類の文章を完成させるテストがあります。この方法では、年齢が小さいうちには、自分の持ち物や身体像など外見的な記述をすることが多いのに対し、一二歳ごろから、対人関係の中で自分が示す傾向、気質や個性といった、内面的な特徴の記述が増えてくると報告されています。

また男女とも、自身の評価が主観的・外見的なものから客観的な内面認識に変化する年代で、自尊感情が最も低くなることが報告されています。わが国でのこれまでの調査でも、同様に小学校高学年において、自尊感情が低下する傾向を示しています。また自尊感情は、時代、文化に左右されず、男性よりも女性が低いという報告がなされています。

自尊感情に影響を与える要因としては、社会的階層、人種、宗教などよりも、母子関係の緊密さ、両親の受容的態度、両親からの一貫したしつけ、子どもの意見を尊重する態度、子どもの独立性を尊重する態度などが関与しているとされています。両親から関心を向けられ、良好な関わりを持つことが、それを高めると、一般的には報告されています。特に幼児期の母親との関係性が自尊感情に大きく影響を与えると言われています。

子どもの自尊感情尺度

すでに開発されている、子どもの自尊感情を調べる尺度はいくつかあります。ここでは、自己報告式の尺度の質問内容をいくつか紹介しておきます。

資料1に示したのは、我々が、後に述べるQOL尺度を開発する際に併用した、ローゼンバーグの自尊感情尺度です。

このローゼンバーグの自尊感情尺度は、一九六五年に作成されたもので、自己についての価値的評価の程度を自己報告するものです。もうかなり古いものですが、最も普及した調査用紙であると言えます。

具体的な質問項目としては、「自分にはいくつか良いところがあると思う」「私はいろいろ

1．私《わたし》はほかの子《こ》どもと同《おな》じくらい大切《たいせつ》な子《こ》どもだと思《おも》う

そうおもう	まあそうおもう	あまりそうおもわない	そうおもわない

2．自分《じぶん》にはいくつか良《よ》いところがあると思《おも》う

そうおもう	まあそうおもう	あまりそうおもわない	そうおもわない

3．自分《じぶん》はまるでダメだと思《おも》う

そうおもう	まあそうおもう	あまりそうおもわない	そうおもわない

4．私《わたし》はほかの子《こ》どもと同《おな》じようにいろんなことができる

そうおもう	まあそうおもう	あまりそうおもわない	そうおもわない

5．自分《じぶん》のことであまり自慢《じまん》できることがない

そうおもう	まあそうおもう	あまりそうおもわない	そうおもわない

6．私《わたし》はいろいろなことをうまくやれると思《おも》う

そうおもう	まあそうおもう	あまりそうおもわない	そうおもわない

7．私《わたし》は今の自分《じぶん》のままで良《よ》いと思《おも》う

そうおもう	まあそうおもう	あまりそうおもわない	そうおもわない

8．もうすこし自分《じぶん》を尊敬《そんけい》できたらいいと思《おも》う

そうおもう	まあそうおもう	あまりそうおもわない	そうおもわない

9．時々《ときどき》自分《じぶん》は役《やく》に立《た》たないと思《おも》う

そうおもう	まあそうおもう	あまりそうおもわない	そうおもわない

10．自分《じぶん》は悪《わる》い子《こ》だと思《おも》ってしまう

そうおもう	まあそうおもう	あまりそうおもわない	そうおもわない

抜《ぬ》けているところはありませんか。○でかこむのは1つだけです。どうしても答《こた》えたくないときは番号《ばんごう》のところに×をつけてください。

資料1　ローゼンバーグの自尊感情尺度（4段階評価のもの、1970年翻訳、今回の調査では子ども用に表現を改編）

なことをうまくやれると思う」など一〇項目について、「そう思う―4、まあそう思う―3、あまりそう思わない―2、そう思わない―1」の四段階で評定するものです。得点がとりうる範囲は一〇～四〇点で、得点が高いほど自尊感情が高いように配点されています。

ところで、この尺度は現在日本でも広く用いられていますが、一九八二年に再度翻訳され、日本での学術的な検討がなされた五段階評価のものが主として使用されています。質問の中身は変わりません。資料2に五段階評価のものをお示ししておきます。

ローゼンバーグの自尊感情尺度は、あくまでも「自尊感情」のみに限定した調査です。我々が行ったQOL調査のように、親子関係や友だち関係、学校関係という視点は全く含まれていません。

ですから、これだけを使っても、わからないような多面的な問題が、常に子どもにはあります。研究者は誰でも、常に、もっといい尺度はないか、と考えるものです。

次に示しました資料3の尺度は、E・アンダーソン／G・レッドマン／C・ロジャース著、荒木紀幸監訳、江里口歡人、山田礼子訳『親から子へ　幸せの贈りもの』より転載した尺度です(荒木紀幸、一九八五　小学生用自尊感情尺度　兵庫教育大学荒木研究室作成資料)。

こちらの尺度は、ローゼンバーグのものより、子どもの状態を多面的にとらえようとして

教示

次の特徴のおのおのについて、あなた自身にどの程度あてはまるかをお答え下さい。他からどう見られているかではなく、あなたが、あなた自身をどのように思っているかを、ありのままにお答え下さい。

選択肢

あてはまる…5、ややあてはまる…4、どちらともいえない…3、
ややあてはまらない…2、あてはまらない…1

項目	あてはまる 5	ややあてはまる 4	どちらともいえない 3	ややあてはまらない 2	あてはまらない 1
1．少なくとも人並みには、価値のある人間である。					
2．色々な良い素質をもっている。					
◆3．敗北者だと思うことがよくある。					
4．物事を人並みには、うまくやれる。					
◆5．自分には、自慢できるところがあまりない。					
6．自分に対して肯定的である。					
7．だいたいにおいて、自分に満足している。					
◆8．もっと自分自身を尊敬できるようになりたい。					
◆9．自分は全くだめな人間だと思うことがある。					
◆10．何かにつけて、自分は役に立たない人間だと思う。					

（実施時には、逆転項目を示す◆マークを削除する。）

資料2　ローゼンバーグの自尊感情尺度（5段階評価のもの、1982年）

います。親子関係に関しても、少し踏み込んでいます。この本では、著者が、得られたデータをもとに、どうすればいいかということにまで触れていますから、我々のように、研究重視というよりは、臨床応用にしようと考えている者にとっては、参考になります。

この尺度も、各質問について自分がどう思うかを答えるものです。小学生用は、二九の質問に「Ｙｅｓ」か「Ｎｏ」で答えます。中学生用は（1）（2）（5）（10）（11）（17）（19）（22）（25）の九つの質問を用いて、「ほとんどない」「時々ある」「しばしばある」「ほとんどいつも」の四段階の答えから選ぶものです。小学生は〇〜二八点、中学生は、それぞれの答えに〇〜三点を配置し、〇〜二七点で評価します。これも得点が高いほど自尊感情が高い結果となります。

3　認知科学の手法を用いた自尊感情の研究

本心と自尊感情の違い

ここで、最近行われるようになった、認知科学の方法を用いた、心の内面を知る研究について、少し触れておきたいと思います。

1. 何《なに》かしようとするとき、むずかしそうだと、ほかの人《ひと》に手伝《てつだ》ってもらいたくなります。
2. 決《き》められたことは、きちんとやるほうです。
3. 友《とも》だちが悪《わる》いことをしているのを見《み》ると、とめようと思《おも》います。
4. 自分《じぶん》でしなければならないことでも、親《おや》や先生《せんせい》から言《い》われないとしないほうです。
5. ほかの人《ひと》を、とてもうらやましく思《おも》います。
6. 正《ただ》しいと思《おも》うことは、反対《はんたい》されてもやりとおしたいと思《おも》います。
7. 自分《じぶん》をたよりないと思《おも》うことがあります。
8. ほかの人から尊敬《そんけい》されるような人間《にんげん》になれるだろうと思《おも》います。
9. いまの自分《じぶん》がしあわせなほうだと思《おも》います。
10. もし生《う》まれ変《か》わることができたら、今度《こんど》は別《べつ》の人《ひと》になりたいと思《おも》います。
11. 自分《じぶん》に自信《じしん》をもっています。
12. ほかの人《ひと》とくらべて、いろいろな点《てん》ですぐれていると思《おも》います。
13. ほかの人《ひと》からどんなふうにうわさをされているか、気《き》になるほうです。
14. 友《とも》だちは、私《わたし》の考《かんが》えをよく取《と》り上《あ》げてくれます。
15. ときどき、自分自身《じぶんじしん》がいやになるときがあります。
16. 誰《だれ》とでもなかよくしていけるほうです。
17. 今《いま》の自分《じぶん》にだいたい満足《まんぞく》しています。
18. 友《とも》だちは、私《わたし》のためになることをしてくれることが多《おお》いと思《おも》います。
19. なにごとも、ほかの人《ひと》にしてもらうより、自分《じぶん》でやりたいほうです。
20. へまや失敗《しっぱい》をやって、笑《わら》われることが多《おお》いです。
21. ほかの人《ひと》よりおとっていると感《かん》じることがよくあります。
22. ほかの人《ひと》と同《おな》じくらいに、ものごとができると思《おも》います。
23. 何《なに》かしようとするとき、ほかの人《ひと》が反対《はんたい》するのではないかと心配《しんぱい》になることがあります。
24. ほかの人《ひと》からうらやましがられることがよくあります。
25. 自分《じぶん》の意見《いけん》や考《かんが》えをとおすほうです。
26. どんな不幸《ふこう》にあっても、くじけないだろうと思《おも》います。
27. 私《わたし》には、あまり自慢《じまん》できるところがありません。
28. ほかの人《ひと》から悪《わる》く言《い》われることがおそろしいです。
29. 私《わたし》には、たくさん良《よ》いところがあると思《おも》います。

資料3　小学生用自尊感情尺度(荒木紀幸)の質問項目

一九八〇～九〇年代には、「東洋人は西洋人に比べて自尊感情が低く、自尊感情を高くしたいとする欲求も低い」という内容の論文がいくつか発表されています。

しかし表向きは謙遜《けんそん》しているように見えるが、それを日本人の自己評価の低さに直結させるのは短絡的である、と考えた、大阪大学（現神戸女学院大学）の小林知博《ちひろ》先生、ワシントン大学のアンソニー・グリーンワルド先生は、「謙遜」の影響を除去するため、パソコンを用いて反応時間を測定するという、最近の認知科学の手法を用いた研究を行っています。

この研究では、本人も自覚できない潜在的な態度を調べるＩＡＴ（Implicit Association Test: 潜在的連合テスト）と呼ばれるテストを行っています。この方法では、実験参加者は意図的に反応を変えることが難しいため、偏見や差別など社会的に不適切と見なされる態度の測定や、自尊感情の測定に用いられているといいます。

測定の方法は、パソコン画面上に現れる花や虫の画像と、すばらしい、ひどいなどの単語を、指示に従って関連づけて、その反応速度をもとに自分と他人への潜在的な態度を判定する、というものです。少し具体的に述べますと、たとえば、画面上に現れた画像に対する二者択一の評価を、指示されたとおりにパソコンで入力します。そのものに対して、よい評価をもっていなくても、指示により「すばらしい」と答えるようにうながされれば、その通りに入力しなければなりません。

もし、自分がその指示とは逆の思いを抱いていたとすると、ごくわずかながら、反応速度に遅れが出ます。本心の通りの選択であれば、反応時間は短くなります。言われた通り、指示に従うだけでよいのですが、自分の本心と違う場合には、その思いが干渉することで微妙に時間がかかってしまう、ということを利用した実験です。

この調査結果を受けて、二〇〇七年六月一五日付の朝日新聞に、「日本人の自尊心、米国人並み　東大など潜在意識調査」という記事が掲載されました。記事の中では、日本人、アメリカ人、中国人の大学生を対象に調査を行ったところ、IATでは三カ国とも自尊感情が同程度の高さであったが、同時に行った自己報告式のテストでは、アメリカ人が最も自尊感情が高く、ついで中国人、日本人という順で統計的な差が見られたと紹介されています。

研究を行った、東京大学の山口勧先生、ワシントン大学のアンソニー・グリーンワルド先生らは、これらの結果から、日本人は、「表向きは謙遜するが、本音では北米人と同様の自己評価を持っている」と結論づけています。同時に、日本人は自尊心が低いとか、自尊心は重要視されないという見方があるが、そうではないことが証明できたと述べています。

この調査は、日本、アメリカ、中国の優秀な大学生のみを対象としているので、対象者の偏りがあるのではないかという疑問も存在します。パソコンを使った調査ですので、自己報告式のテストのように大規模な調査を行うのは簡単ではありません。

しかし、私個人の考えですが、広く日本人を対象とした調査を行っても、「自己報告式のテストでは日本人はアメリカ人・中国人よりも低いが、反応時間を測定する実験では結果に差はない」という、同様の結果が得られるのではないかと思います。すなわち、内心での自分を認めたい、認めてもらいたい気持ちは同じであろうと推測しています。

研究結果の違いが意味するもの——本心を抑圧する日本人

自己報告式のテストと認知科学の方法でのテストの結果の違いは何を意味するのでしょうか。

日本人は潜在的な意識の部分では自分を認めたいという本心を抱いており、その点ではアメリカ人と同じであるが、自己報告式のテストで調べられる自尊感情は、やはり低い評価である。これは、自分を認めたいという思いを抱くという点では、文化、民族にかかわらず共通であるが、何が望ましいのか、どうあるべきか、といった教育方針や宗教的・民族的価値観などが文化によって異なるため、その思いを抑圧する傾向が日本人にはある、ということを示していると私は推測しています。

生物学的に考えれば、自分自身を守っていくためには、本能的に自分を高く評価していくことが必要です。他人がどうであれ自分を守っていかなければならないことは当然です。ですから、潜在的な部分で、自分を認め、自分の本心を持ち続けることは避けられないことでしょう。

しかし特に、日本人の社会では、本音をそのまま表に出すことは好ましくないことと考えられています。表向きと本心の違いが存在する社会。たとえ自己報告式のテストであっても、他人から評価されるような答えには自己抑制をかけてしまいます。

このように常に他人の視線を気にしていることにより、実際の生活においてもさまざまな場面でこのような自己抑制がなされていくのだと考えます。私は、たとえ認知科学の方法で自分を評価する気持ちにおいて米国人や中国人と差がないことが確認されたとしても、自己報告式のテストで低い結果が出るのであれば、やはりこれは問題だと考えています。

自分で自分を認めたいと思っていても、他人に悟られる場面では自尊感情を高めることができないのが日本人の傾向です。しかしこのような抑圧された本心は、どこかで回復する必要が出てきます。小さくても希望や生きがいがあればよいのですが、それがはっきりしないと、その抑圧された本心は、周囲の人間、特に自分よりも立場の弱い者に向かうことになります。典型的には、親の本心が、自分の子どもに向けられる、ということが起こります。自分の子どもはこのように育って欲しい、こんな思いはして欲しくない、という感情です。

子どもたちにしてみれば、自分自身の本心を出すことには自重を求められるだけでなく、少子化の影響で親のみならず祖父母たちの一方的な期待（子どもたちとっては要求）を背負うことになります。この期待――今のままではなく、もっとこうなって欲しいという過剰な期待――が、子どもたちの自尊感情を低めるひとつの要因にもなっているように思えるからです。

そもそも、このIATの研究の結果を、「自尊感情」という言葉に置き換えることに無理があるというふうにも思います。新聞記事で、「日本人の自尊心、米国人並み」という見出しがついていましたが、果たしてそう言えるでしょうか。

このテストの名前は、「潜在的連合テスト」というものです。自分と他人への潜在的な態度を見る、つまり、本心を見るテストということになります。「本当はこういう風にふるまいたいけど、でも、やらない」という傾向が日本人にはある、ということの、「本当はこういう風にふるまいたい」という部分を測定した、ということにすぎません。

それに対して、自尊感情を調べる際には、自分を大事にしているか、自分を尊い存在だと思っているか、自分に自信が持てるか、という、実際のふるまいにつながる感情を問います。ですから、ＩＡＴでは差がないのに、自己報告式ではやはり低い、ということは、やはり、そういう本心がありながら、自分を抑えこんでいる、ということになります。

日本人は、本音では本当はこう思っているという本心や欲求があるのだけれども、実際にはぜったいにそういうふうにはふるまえない、つまり、葛藤がある、ということです。だからこそ、自尊感情を高めるべきだ、と受け止めるべきところなのですが、この結果を受けて、「自尊感情が高い」と言ってしまうのは、おかしいのではないかと思います。

ですから、この研究結果の違いからわかることというのは、逆に、米国人や中国人と、日本人の自尊感情との間には、やはり違いがある、ということだと私は思っています。

このことについては、後日談がありまして、たまたまかつて同じ青山学院の専任教員でもあった小林知博先生と話をする機会がありましたが、先生も同様の考えをお持ちでした。そして新聞などでの紹介の仕方に問題があることを認めておられました。小林先生は社会心理の研究で、やはり本心に差はないのではないかと仮定しておられて、実験によってそれは証明できたのですが、実際の他人に対するふるまいの部分では、あきらかに差が出てくる、ということをおっしゃっていました。

　かつて、自己報告式のテストのほうでも、こういった「やっぱり日本人と外国人の自尊感情にはあまり差がなかった」というブームはありました。質問用紙の作成法などによって、割合と簡単に偏りがでてしまうことがあるのです。「あんまり差がありませんでした」ということを言いたがるブームは確かにあったのですが、それでも、実際の現場の人間からすると、「まあ、この子たちの様子をみていると、それはないだろう」というのは、おおむね共通した意見です。

　ちなみに、このＩＡＴの調査が、子どもを対象にしても実施が可能であるとすれば、おそらく学童期のはじめの子ども（八〜九歳くらいまで）の年齢では、自己報告式のテストでも、ＩＡＴと呼ばれるテストでも、双方とも諸外国と差がないのではと私は推測しています。両者の結果に、何歳くらいからどの程度の差が生まれてくるのか、文化的背景としても非常に興味が持たれるところです。

４　どうして子どもの自尊感情が重要か

一つのつまずきから、立ち直れるか

次章で、我々が使用したＱＯＬ尺度を紹介しますが、その前にいま一度、なぜ子どもの自尊感情がいま重要なのか、ということを確認しておきたいと思います。

海外の報告では、自尊感情の高い子どもは、情緒が安定し、責任感がある、社会的適応能力が高い、成績も良い、他の子どもたちや先生とのトラブルが少ない、社会規範をよく守る、授業態度がよくクラスのまとめ役の行動をとる、などの特徴が見られると指摘されています。

さらに重要な指摘は、逆境に強いことです。いじめに屈することも少なく、他人の目を気にしない、失敗に動じない、悪い仲間の誘いを断り、「いやだ」と拒否することができる、などといった報告があります。自尊感情の低い子どもは、その逆であると言えます。

自尊感情は通常さまざまな要因で高くなったり低くなったりします。

例えば学校の試験で平均以下の成績であった、成績が大きく下がったということがあれば、その事実に悩み自尊感情は下がるでしょう。しかし、運動能力や、友人の間での人気など、

その他の点で自らの価値を感じていれば、その子どもは自分自身についての客観的な情報と、その情報に対する主観的な評価を結びつけること（今回成績は悪かったが、スポーツで挽回しよう。あるいはみんなに聞いてみよう、……など）によって、自分の自尊感情を高く保持することができます。

逆に自尊感情が低ければ、一つの悪い情報をきっかけに、そこから脱却できなくなるのです。

自分自身を評価するには多くの尺度があります。他の人よりも一つ、二つは苦手な尺度があっても、逆にすぐれている尺度もあり、そしてそれが自分である、だからそのよいところを生かしていこう……という前向きの考えができるかどうか。これができれば、自尊感情を保つことができます。この能力は社会生活、対人関係を保つうえで、最も重要な要素です。成績、運動能力、見かけなどは、一つの尺度にすぎないのですから。

自尊感情が保てないまま、大人になる子どもたち

情報化が加速した現在、子どもたちも過剰な情報の中で生きています。子どもたち自身が、世の中の急速な変化に取り残されてしまう危険を感じ、自分の努力だけではどうしようもない勝ち負けが社会に存在するという考えを持つようになっていると感じます。「はじめに」でも述べましたが、それでもなお希望を持って生きる力を保つためには、自分の存在を受け入れてもらえるという自尊感情を持つことが必要です。

いじめはあってはならないことですが、いじめにあった子どものなかでも、苦境を乗り越えた子どもたちは、「人がどう言おうと自分が好きだ」「自分が自分の学校に行って勉強する権利は誰にも侵害されない」というプライドを持ち続けています。

いじめられて自尊感情が保てない場合には、その自尊感情のなさを他人に転嫁しようとして、新たないじめの加害者になってゆくケースも見られます。もちろん、そのように他人に転嫁してしまうケースよりも、自責の念や無力感に悩まされてしまう例の方が多く、究極の結末である自殺に追い込まれていくケースもあります。

自尊感情が保てないまま、成人・青年期を迎えることも心配です。自分自身のことに自信が持てないまま、親となって子どもを育てるのは容易なことではありません。

親自身が育ってくる過程で、学校や家庭を含めた社会での抑圧や無視、時には暴力行為により、非常に傷ついて無力感を持ってしまい、その感情が処理できていないと、その抑圧された自分を大事にしたいというエネルギーが、より弱い相手である、自身の子どもを抑圧することによってかろうじて回復されることもあるのです。「自分はこんなにつらい思いをして子どもを育てているのに、子どもはそれを全くわからない、馬鹿にされた感じがする」。その気持ちを抑えきれずに手をあげてしまいます。そして再度自責の念にかられて自尊感情が低下する。このような悪いサイクルから脱却できない、という例も多く見られます。

これらの自尊感情に関する専門的な心理学的研究は、専門家の学会や学術雑誌に発表されることはあっても、医療や学校臨床の現場、社会に向けて、具体的な提言にまとめられることはなかなかありません。すなわち研究のテーマとしては大きなブームを巻き起こしているにもかかわらず、世間一般ではまだまだ注目されていないのです。

家庭で、学校で、そして地域社会で、子どもの自尊感情を保てるようにすることはきわめて重要なことと考えています。子どもの自尊感情という観点を認識していただき、教育行政に提言したいと強く考えているところです。

第2章　子どもの精神面の健康度を測る――ＱＯＬ尺度の開発

1　わが国の子どもは健康なのか

近年、わが国の子どもの体格がよくなった反面、体力の低下を示す報告があります。さらにアレルギーを持つ子どもたちや、思春期のやせすぎた女子の増加も問題となっています。わが国の子どもたちはどの程度健康なのでしょうか。

ここで、「健康」についての基本的な考え方を紹介しておきます。

ＷＨＯ（世界保健機関）は「健康」について、「完全な肉体的、精神的及び社会的福祉の状態であり、単に疾病または病弱の存在しないことではない」としています。近年になって、この定義にスピリチュアル（spiritual）という言葉やダイナミック（dynamic: 健康と疾病は別個のものではなく連続したものであるということを意味する）という言葉が加わったため議論を呼んでおり、継続的な検討がされていますが、わかりやすく言えば、健康とは、「身体のみならず精神状態も良好で、かつ家庭・社会生活が順調」であることと言えるでしょう。

さて、子どもの場合はどうでしょうか。子ども時代は、人生の中で最も身体的な病気に罹患することの少ない時期です。子どもは見た目の元気さや無邪気なイメージがあり、また病気もすぐによくなることから、大人よりも病気が少なく健康であると思われてきました。が、実際には、その未熟さから、社会適応の点ではさまざまな困難を抱えがちなことも事実です。保護者、親戚や学校の先生などの周囲の大人の援助を常に必要としています。

今わが国では、子どものいじめ、うつ、不登校、摂食障害などがしばしば話題になりますし、先に紹介した、二〇〇七年二月に報告されたユニセフの子どもの幸福度調査の結果をみても、わが国の子どもたちは、精神的な側面からみると、健康状態が良好とは言えません。

確かに子どもは身体的な病気は少なく、子どもが病気で死ぬことは例外中の例外です。ですから、子どもの健康の度合い、特に精神面や社会適応も考慮に入れた子どもの健康の度合いという視点は、あまり注目されず、見過ごされてきたのかもしれません。あるいは近年になり急速に子どもの精神社会的な健全度が下がってきている印象があるからか、子どもの心身両面における健康度合いを測る、ということが再び注目されています。

2　QOLの概念――生活に関わるすべての側面をみる

さて、子どもの精神面での健康度をみるうえでも、自尊感情は重要な視点となります。子どもの自尊感情を調べるうえで、私が注目したのは、「QOL尺度」です。ここでは、子ども用のQOL尺度の開発について、述べていきたいと思います。

「QOL」は、「クオリティ・オブ・ライフ（quality of life）」の略で、「生活の質」「生存の質」などと訳されています。医療、福祉の臨床現場ではしばしば用いられる概念です。もともとは、生命の危機に直面している患者が、いかに残された人生を充実したものとして過ごすかを考えるために普及した概念です。厳しい治療に耐えて少しでも生命を延ばそうとすることが、必ずしもその人の「生活の質」を充実させるものではない、ということがわかってきました。

このような目的で生まれた概念ですから、当初は、特に病気療養中の人々を中心に、QOLの研究が進められてきましたが、次第に、病気に罹患しているかどうかに限らず、すべての人々にとって必要な概念であることが指摘されるようになってきました。

このQOLは、多くの因子（その人の生活に関わる要素）を包括する概念です。対人関係や、身体の健康度、そしてもちろん自尊感情もその因子となります。

たとえば、ごはんがたくさん食べられるだとか、夫婦関係がいいだとか、職場で楽しく過ごせるだとか、仕事が充実している、などという、これらのこと全部を含んだ概念となります。その人の生活に関わる、すべての要素を包括する、ということです。

そしてそれは、WHOの健康の概念と密接に関連しています（身体が健康、ということだけではなく、精神的にも、また社会適応的にもよい状態である、という概念に対応する考え方だということです）。そう考えると、身体的な病気にかかっていなくても、精神的に悩んでいる人も多くいますし、逆に余命が短いことが分かっていても、精神的にも社会適応の面でもよい状態を保っている人もいます。

その人その人の健康状態を客観的に評価するために、QOLという見方は非常に役に立ちます。身体的な病気を抱える人ばかりでなく、精神的な障害がある人、社会適応が悪い人に関して健康度を見る場合、共通した尺度にもとづくQOLを評価することが重要になってきます。そこで、すべての人に適応可能なQOL測定尺度の開発を、WHOが行ってきました。

しかし、このQOL尺度は、基本的に高齢者用として作られています。WHOは当初、子ども版の尺度も作ろうとしていたのですが、非常に複雑な要素を含んでいるため、子どもに尺度を用いるのは無理であるとして、断念した経緯がありました。

たとえば、大人に対する調査ですと、社会適応の尺度としては、仕事、社交関係が重要ですが、子どもの生活は学校や家庭が中心です。職場の上下関係や、夫婦生活、アルコールや薬物の問題を、子どもたちにそのまま当てはめることはできません。また、それらのことをきめ細かく聞いている分、子どもには当てはまりにくい項目も増えてしまうことになります。大人の場合には、たくさんの質問が用意されています。一〇〇ぐらいの質問に、イエス・ノーで答えてもらうことになりますが、子どもの場合にはもっと絞って、しかも言葉を選んで聞いたほうがよいのではないか、という原作者の考え方もありました。

さらに難しいことは、子どもは発達の途上にあり、年齢で大きく社会適応度が変化しますし、そもそも人格の形成途上の子どもたちに、人生についての尺度を用いること自体が問題ではないか、という考えも出てくるのです。

3　子どものＱＯＬ尺度の開発――療養中でない一般の子どもも対象に

しかし、とはいっても、子どもにおいても、慢性疾患、精神障害、学校や家庭での不適応が存在します。また、子どもは大人より健康であると信じられてきましたが、最近の子どもたちを見ているとそうとは思えないこともしばしばあります。

子どもにもやはりＱＯＬという概念を用いて支援につなげることはできないかと、いろいろな研究者が考えていましたが、ＷＨＯのＱＯＬ尺度の開発に参加したドイツのメンバーの二研究者が、ＷＨＯの仕事としてではなくて、自分たちの仕事として、独自に子ども版のＱＯＬ尺度を開発しました（Ravens & Bullinger, 1998）。

この尺度は「Kid-KINDL」と名付けられ、非常に簡便であるばかりでなく、子どもの状況を客観的に把握し評価するのに役に立つと、国際的に高く評価されました。多くの研究者の目にとまったこの尺度は、原版はドイツ語だったのですが、原作者が英訳し、また改訂版が作成され、Kid-KINDL^R^として、現在は世界中の多くの言語に翻訳されて使用されています。（上付きRは、商標登録ではなく、改訂版の意味です。）

我々は、このKid-KINDL^{R}を日本語に翻訳し研究することの承諾を原作者らから得て、日本語版のQOL尺度を作成しました。

英語の原尺度から日本語への翻訳は、小児科医二名、臨床心理士二名、心理学者一名の計五名がそれぞれ独自に訳したうえで、それを持ち寄って、原尺度と照らしあわせながら適切な訳文を選択、検討しました。こうしてできあがった日本語訳原案を、在米二五年以上の日本人言語学者やバイリンガルの大学院生などに再び英訳してもらい、その逆翻訳と原本とをつきあわせて再検討しました。さらに、非常に微妙なニュアンスを含んでいますので、最終的に子どもたちにわかりやすい表現になるように改良を加え完成させました。

ドイツの原作者は、長期の病気療養中の子どもを対象に考えていました。しかし私たちは、もっと広い範囲の子どもを対象にしたいと考えました。病院に通院中の子どもたちだけでなく、一般の子どもたちはどうなのだろうか、という考えが常に頭にのぼってくるからです。「はじめに」でものべましたが、学校で実際に保健室や相談室を訪ねてくる子どもたちを見ていると、疲れている子どもたちが非常に多いのです。ですから、これは、病院の子どもたちだけでなく、一般の子どもたちも対象にして縦断研究（一人一人の経過を複数の時点で調査する）をしてはどうか、ということになりました。関連のある自治体の小学校などに話をしてみますと、ぜひそういうことであれば、協力しましょう、ということで協力していただくことができ、そこから一般の子どもたちに関しても調査をすることになりました。

学問的にも、ドイツ語版と英語版から日本語への翻訳が果たしてよい尺度に仕上がっているか、ということを知るために、じっさいに日本語版で多数の子どもたちに使ってみて、きちんとした結果が出るかどうかという検証も必要でした。つまり、翻訳の信頼度を高めるためにも、より多くの調査結果が必要ということもありました。

また、当然ながら、病院の子と、普通の子どもたちの比較も必要です。このような理由から、QOL尺度を一般の子どもたちの調査に使用することとなりました。

＊　＊　＊

ここで、子ども版QOL尺度について少し説明をしておきます。ドイツの原作者は子どものQOLを「子どもの主観的な心身両面からの健康度・生活全体の満足度」と定義しており、これらを客観的に測定できる指標と言うことができます。

子ども用のＱＯＬ尺度原版は、年齢と対象者ごとに五種類作成されています。四～七歳の幼児版（interview version）、八～一二歳版（children's version）、一三～一六歳版（teenager's version）と、そして親用（親から見た子どものＱＯＬ）が、四～七歳用と八～一六歳用の二種類です。

四～七歳の子どもに関しては、質問に答えることには限界があり、それゆえ、親に多くの質問を行う必要が出てきます。一方、八歳以上に関しては、同じ質問を行うことで、親子の認識の差、例えば、親は子どもが健康だと思っていたが、子ども自身はそうは思っていなかった、などを評価することが可能です。

八歳以上の子ども版ＱＯＬ尺度は、六つの領域で構成されています（以下、「下位領域」と記載します）。下位領域は、「身体的健康度」「情緒的 well-being」（意訳すると精神的な健康度という意味です。以後「情緒的ウェルビーイング」と表記します）「自尊感情」「家族」「友だち」「学校生活」の六領域です。この六領域それぞれに、四つずつの質問項目が作成されており、そのそれぞれに対して、「この一週間の自分の状態に当てはまるかどうか」を子どもたち自身が五段階評価するというものです。

六つの領域それぞれに四項目ですから、合計二四項目の質問があり、それによって子ども

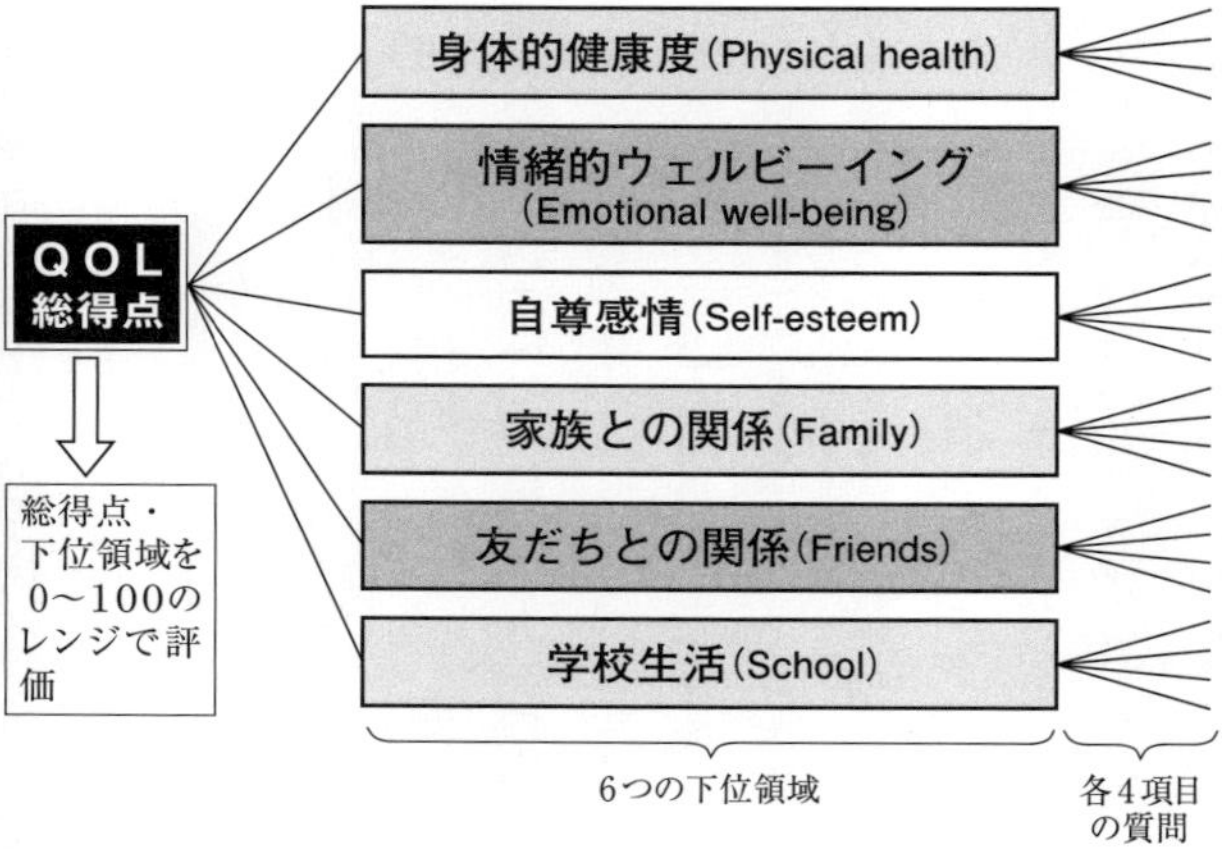

資料4　小・中学生版QOL尺度の構成

たちの評価を得点化し、より高い得点のものがより高いQOLを示すことになります。六つの下位領域それぞれが〇～一〇〇の得点に変換され、同様に総得点も〇～一〇〇に配点し評価することができます（資料4）。

原版を日本語に翻訳する際の問題として、特に学校生活の質問が問題になりました。まず生じたのが、年齢の問題です。日本では七歳は小学一年生であり、小学校に通っていますが、原版では七歳は幼児版に含まれてしまいます。一方、一六歳は、日本では高校一年生であり義務教育を終了した年齢ですが、原版では一三歳から一六歳までが同じ尺度を用いて評価することになっています。そこで日本語では、小学生版（小学一年生は除く小二

～六年生用）、中学生版（一六歳にも使用可能）のＱＯＬ尺度として作成しました。なお、小学一年生は、小学生版の尺度を用いても、単語の意味や答え方を丁寧に説明すれば、調査可能であることが確かめられています。

「学校生活」の項目は、不登校の生徒や長期に入院している子どもには質問として用いることができませんし、その他の子どもであっても、夏休み期間など長期休暇中は調査ができません。六項目の中で、「学校生活」など、問題のある項目を除外して調査を行うと、別の尺度になってしまい、学問的には研究の信憑性《しんぴょうせい》がなくなる可能性がありますし（調査の信頼性とか妥当性というものは、比較し、統計学的に処理して、論文にしてＯＫ、というステップを踏んでいくもので、そこから外れてしまうと、元の尺度とは別の尺度になってしまう、という問題があります）、また質問を独自に改良するには原作者との相談なども必要ですので、これらの点に関しては現在継続して検討中です。

4　子どものＱＯＬ尺度の質問内容

資料5にその質問事項を示します。これらの質問に関して、最近一週間の状態として、

「いつもそうである」から「たいていそうである」「ときどきそうである」「ほとんどそうでない」「まったくそうでない」までの五段階で、子どもたち自身に答えさせます。答えを数値化するにあたっては、生活の満足度が高いほど得点が高くなるように設定されています。たとえば、「病気だと思った」という質問に、「いつもそう思う」と答えればゼロ、「まったくそう思わない」と答えれば一〇〇と評価することになります。

一方、親版のQOL尺度のほうは、質問内容は同じですが、すべての質問の前に「私の子どもは」という言葉が最初に加えられていると考えてください。すなわち、保護者が子どものQOLをどのようにとらえているかを客観的に知ることができます。さらに親子ペアで行うことにより、親子の認識の差に気づくこともできます。親子の認識の差については第3章でお話しいたします。

さて、このQOL尺度を構成する下位領域の一部分として、自尊感情という項目があります。お察しのように、QOL尺度=自尊感情尺度、ではありません。QOL尺度を構成する大事な一部分として、自尊感情がある、ととらえてください。

自尊感情そのものに焦点をあてて研究をしている立場の方々からしますと、QOLというセットの尺度から、自尊感情だけを取り出して話をする、ということは、間違いなのではな

1. 身体的健康

病気だと思った
痛いところがあった
疲れてぐったりしていた
元気いっぱいのように感じた

2. 情緒的ウェルビーイング(気持ち)

楽しかったしたくさん笑った
つまらなく感じた
孤独のような気がした
何もないのにこわくなったり、不安に思った

3. 自尊感情

自分に自信があった
いろいろなことができるような感じがした
自分に満足していた
いいことをたくさん思いついた

4. 家族

親とうまくやっていた
家で気持ちよく過ごしていた
家でけんかをしていた
親にやりたいことをさせてもらえないと感じた

5. 友だち

友だちといっしょにいろいろなことをした
友だちに受け入れられていた
友だちとうまくやっていた
自分が他の人たちとくらべて変わっているような気がした

6. 学校生活

学校での勉強は簡単だった
学校はおもしろいと思った
自分の将来について心配していた
悪い成績をとらないか心配していた

資料5　中学生版QOL尺度の質問項目(小学生は平仮名表記で内容はほぼ同一)

いか、という意見がどうしても出てくることになります。しかし、私のように臨床に応用したい立場の者からしますと、その子の自尊感情をみるための大事な生活的な側面として、QOL尺度があります。自尊感情の項目だけをみていてもわからない、その子の抱える問題の背景が、QOL尺度の項目の結果を併せてみると、まざまざと見えてきます。そういう意味で、非常に役に立つ尺度です。

次章では、こうして我々が作成した日本語による子ども版QOL尺度を用いた調査の結果を、述べていきたいと思います。

第3章　自尊感情が低い日本の子どもたち

1　小学生版QOL尺度調査の結果

前章までに述べた経緯をふまえて、我々は五年前から、小学生、中学生を対象としたQOL調査を行ってきました。各地の教育委員会などに依頼し、学校単位で調査を行いました。主な調査地域は、首都圏、九州沖縄地域の都市部および町村部、東北の町村部です。

この調査は、子どもたちには学校で答えてもらいました。保護者の方々には、文書で調査の趣旨を説明しました。当然ながら、個人情報の保護には配慮することを伝えています。

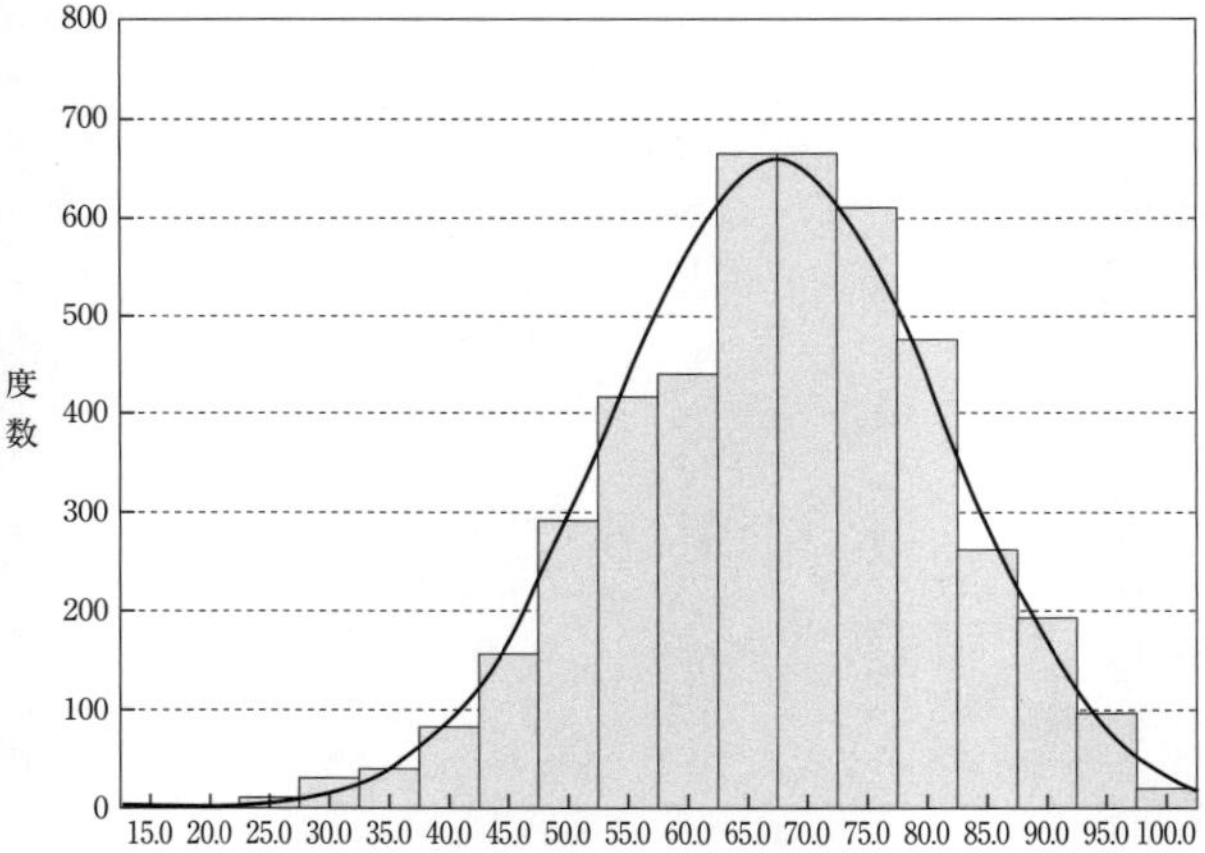

資料6　小学生版QOL尺度得点分布

学校で行う調査は、子どもたちの家庭に直接郵送し記入したものを送り返してもらう方法に比べて、回収率が高くなりますし、子どもが家族の目の前で記入することで結果にバイアス（本人の考えではなく家族の意見が反映される）がかかる心配がなくなります。

結果を見てみましょう。

資料6は小学生四九七三人のQOL得点の度数分布です。平均六七・四七±一三・四九と、数学的にいうとほぼ正規分布を示しているということになります。これは見方を変えると、子どもの中に差異がかなり見いだされるということで、実際には危惧すべき状況を示しています。小学生において、いわゆる子どもの生活の満足度は、高い子どもから低い

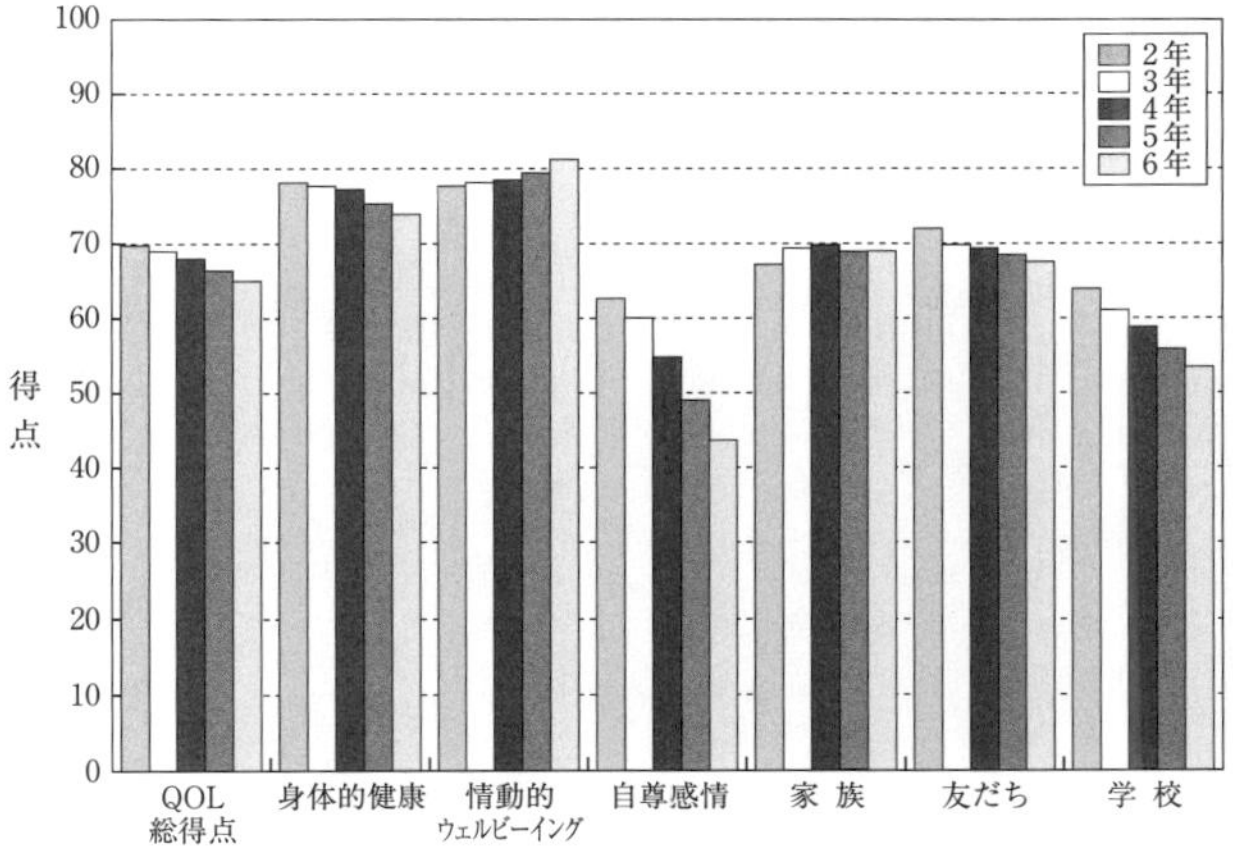

資料7　小学生の学年別QOL得点と6下位領域得点の平均値

子どもまでさまざまであるが、低い子が少なからず存在しており、一部ではあるが非常に満足度の低い子どもがいるということになるからです。

資料7は、小学生の学年別のQOL得点と、六下位領域得点の平均値を示したものです。それぞれの得点を〇～一〇〇に換算し、グラフ化しています。

学年別の変化を見ていきましょう。学年が上がるにつれて、QOL総得点および下位領域の得点が低下しています。小学校六年生が最も低い結果になりました。それぞれの下位項目をみると、「自尊感情」および「学校」の項目の下がり方が顕著になっています。

資料8は、小学生の男女別QOL得点と六

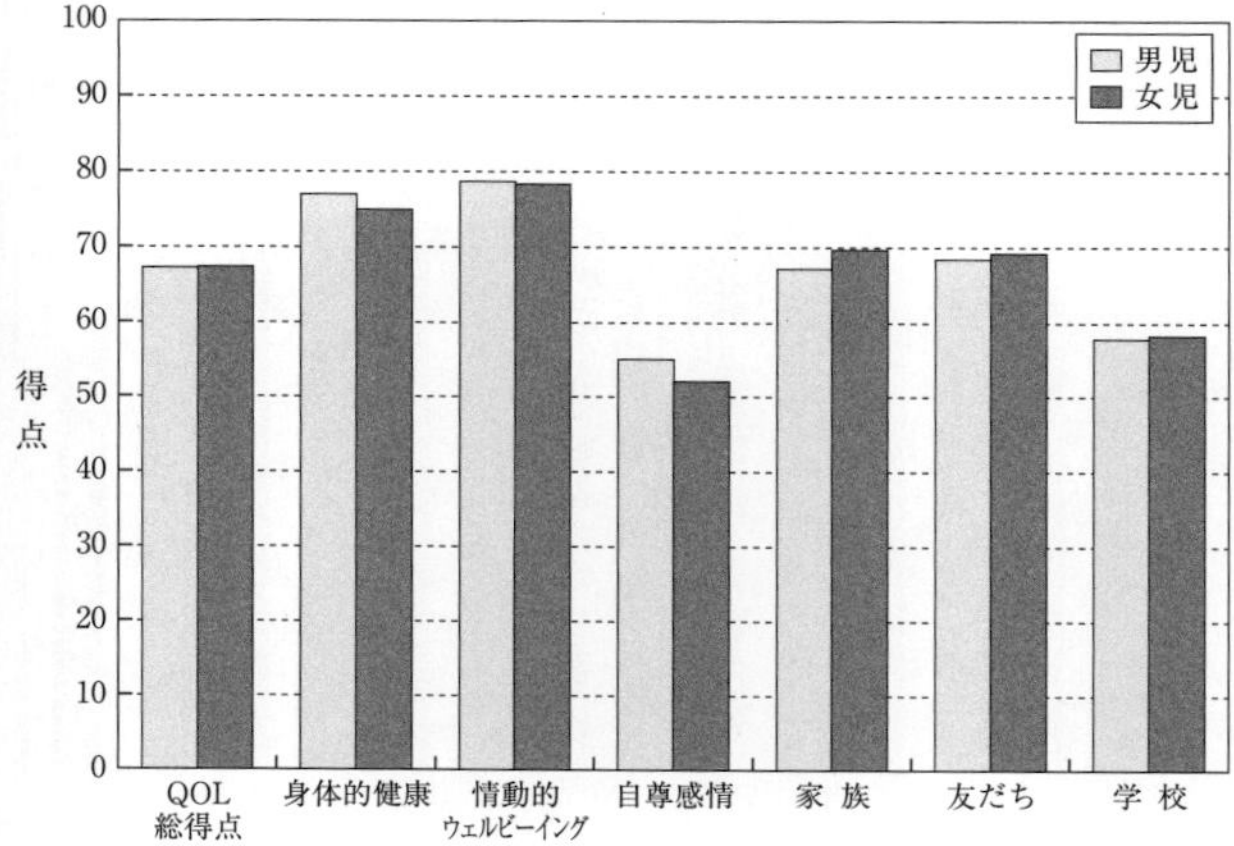

資料8　小学生の男女別QOL得点と6下位領域得点の平均値

下位領域得点の平均値の比較を示しています。男女別の得点は、総得点では差がないのですが、「身体的健康」および「自尊感情」では女の子が低く、「家族」「友だち」は女の子が高い結果でした。

我々の調査では、大まかに首都圏、都市部、町村部に分けて地域による差異を検討しています。この点に関しては、小学生のQOL総得点は、学校やクラス間の差は多少あるが、地域による差はほとんどみられませんでした。

下位領域をみてみると、「身体的健康」と「学校」の得点については、町村部は高く、市部、首都圏の順に低くなりました。逆に「自尊感情」の得点は町村部が最も低く、市部、首都圏と高くなっていきました。

また、多くの要因が絡んでおり一概に言えませんが、子どもの生活の満足度は、ＱＯＬ総得点としてみると、地域差や私立・公立など学校の種別の差はみられないという結論が出ました。学校間における差はありますが、それよりも個人差の方が大きいことが特徴でした。同じ学校、同じ学年であってもクラス間で差が認められることがあります。その結果を学校の関係者に開示し説明をしますと、学校の先生方は「やっぱり」という反応を示されます。クラス運営がうまくいっていないとＱＯＬ得点が低くなる傾向がみられるようだ、ということです。

これらの調査を行った結果についての印象、考察につきましては、後でまとめてより詳しく述べることにして、ここでは続いて中学生の結果を見てみましょう。

2　中学生版ＱＯＬ尺度調査の結果

次に、中学生を対象に行ったＱＯＬ調査の結果を示します。

資料9は中学生のＱＯＬ得点の度数分布です。全二九六九人を対象にした度数分布の平均値は、六〇・九三±一三・〇四で、同様にほぼ正規分布をしていました。小学生の結果に比

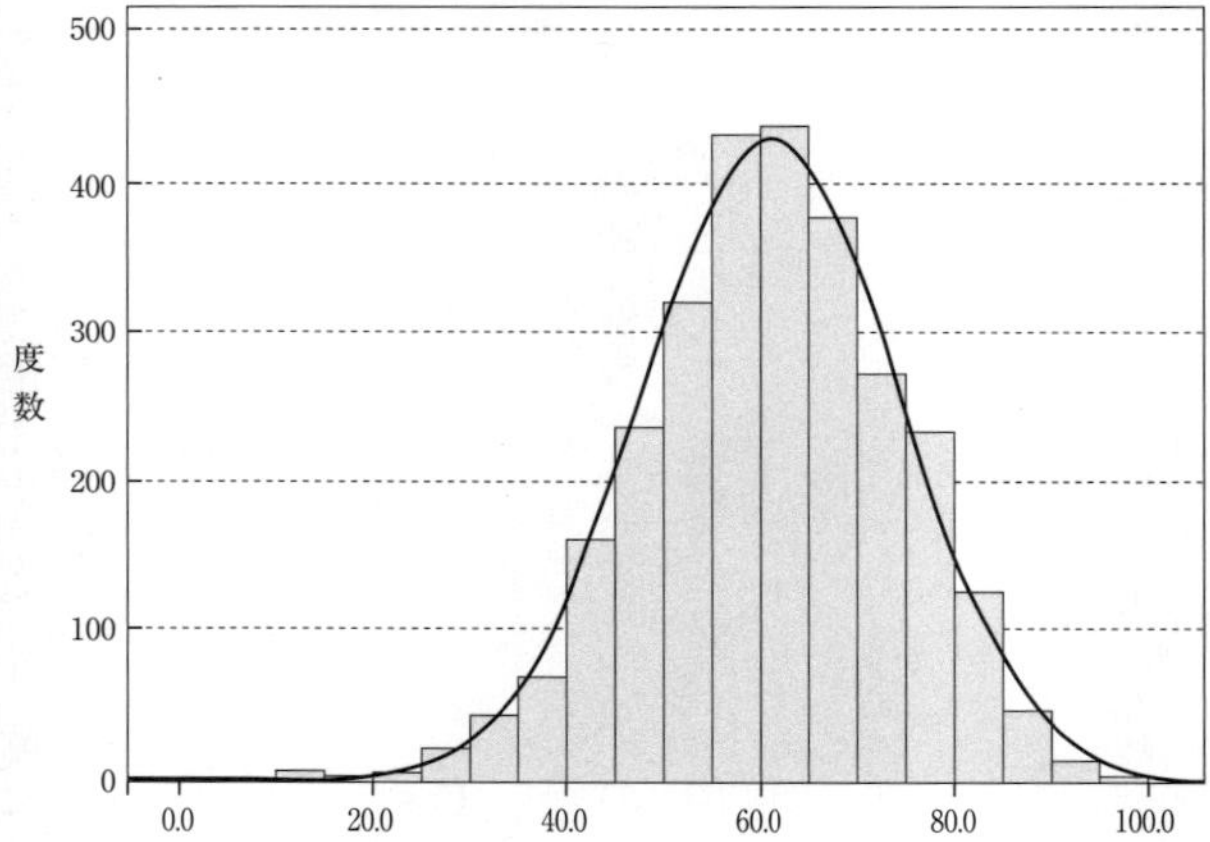

資料9　中学生版QOL尺度度数分布

べると、QOL得点の平均は約六・五ポイント低くなっていました。

資料10は、中学生の学年別QOL得点と六下位領域得点の平均値、資料11は、中学生の男女別QOL得点と六下位領域得点の平均値の比較を示したものです。学年が上がるにつれて、QOL総得点および下位領域の得点が低下する傾向があります。小学校と同様に学年が上がるごとに低くなっていきます。

小学校六年生と中学校一年生では同じ質問をしているのですが、別の尺度として使用しているため分けています。単純に得点分布を比較すると、小学校六年生よりも中学一年生の方が低くなりますので、わが国の子どもたちは、小学校の二年生から中学校三年生にか

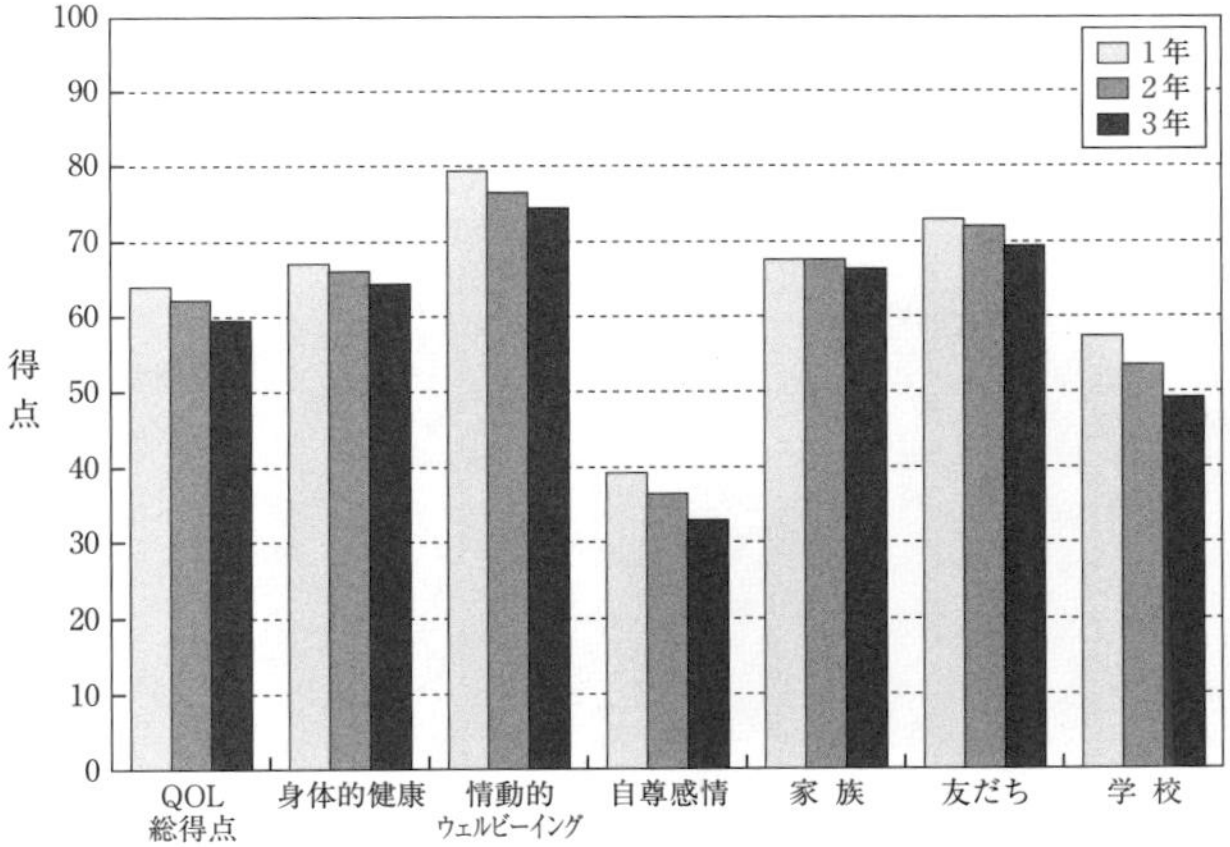

資料10　中学生の学年別QOL得点と6下位領域得点の平均値

けて、学年が上がるごとにQOL得点が低くなる、つまり自分自身で評価する生活の満足度が低下していく、ということになります。

それぞれの下位領域をみると、「自尊感情」および「学校」の項目の下がり方が顕著になっており、統計学的にも有意差が出ています。男女別の得点は、小学生と同様、全体では差がないのですが、「自尊感情」は女の子が低く、「友だち」は男の子が低い結果でした。特に女の子の「自尊感情」が低いことは留意すべき事実です。

地域差を見てみますと、中学生のQOL得点は、学校間、クラス間の差は多少はあるものの地域による差はみられませんでした。また学校間における差は、各領域の得点の多少

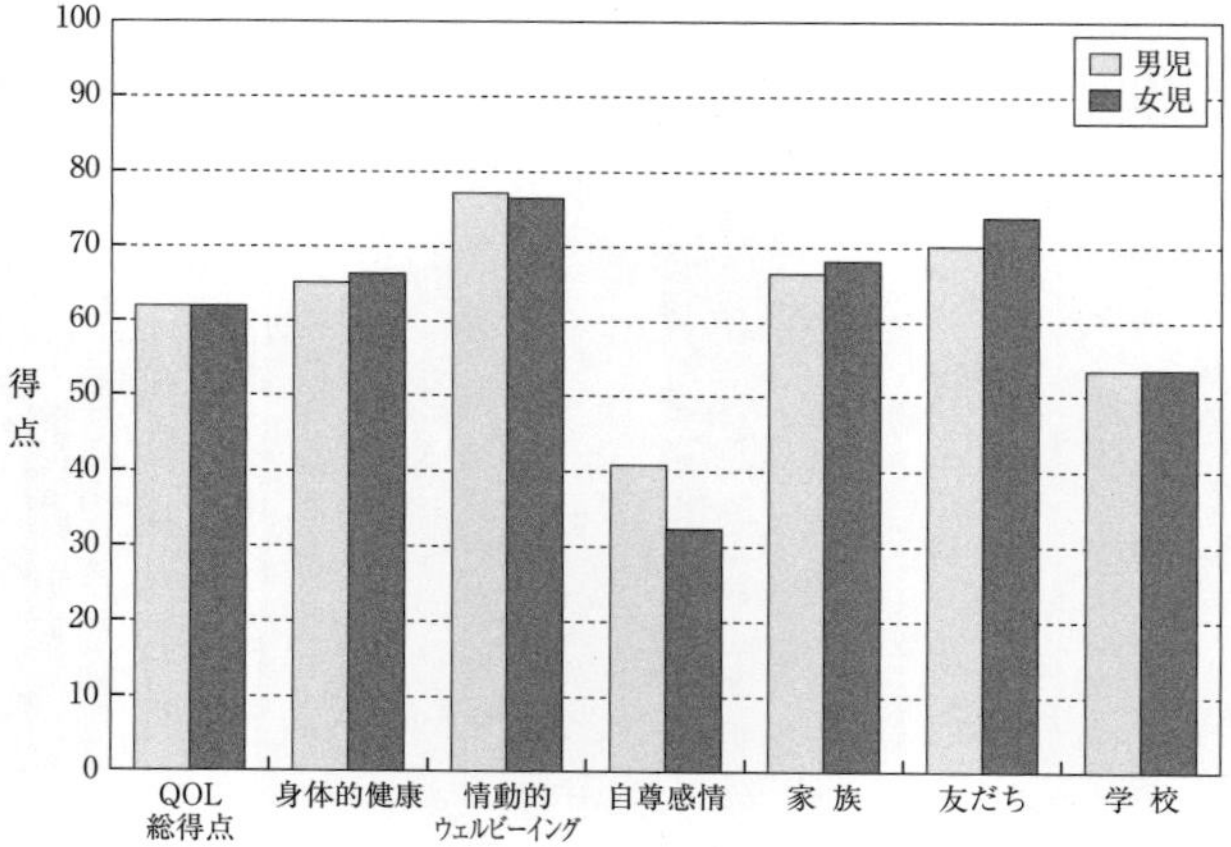

資料11　中学生の男女別QOL得点と6下位領域得点の平均値

の差はありますが、下位領域で「自尊感情」が最も低く、「学校」が次に低い傾向は一致していました。

しかしそれよりもなによりも、個人差が大きく、低得点の子どもが多いことが目立ちました。現在、地域格差が議論されています。しかし少なくとも我々の調査では、子どもたちは地域にかかわらず、同じような悩みを抱えている子が存在している傾向があることが示唆されました。

3　暗澹《あんたん》とするほど低かった高校一年生の調査結果

中学生の調査では、中学三年生が最もQO

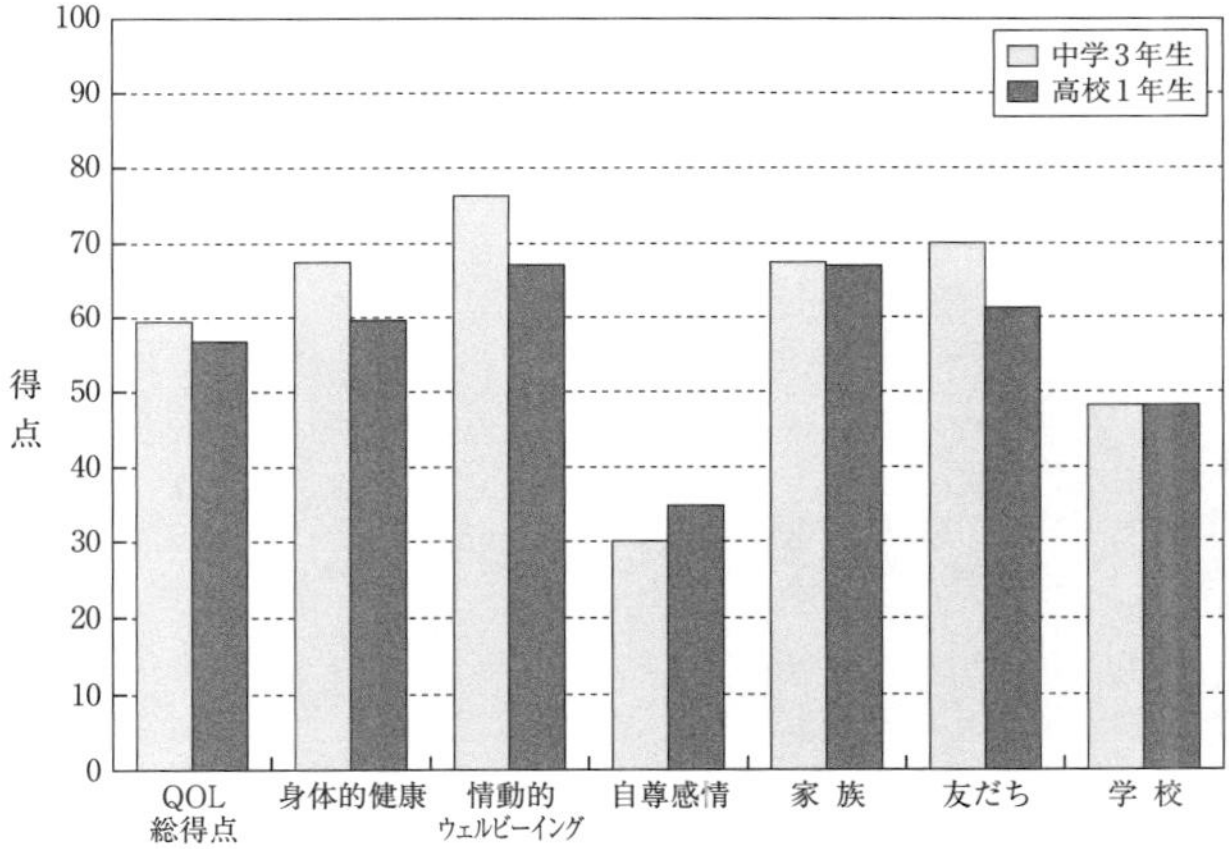

資料12　高校生の調査結果（速報値）、中学3年生との比較

L得点が低いのですが、これは受験を控えたストレスを反映したものなのでしょうか。

原作者が作成した尺度は一六歳にも使用されています。わが国では一六歳は高校生ですが、一六歳までは我々の中学生版QOL尺度を用いて調査が可能ということになります。そこで速報的に東京都内の三高校に通う一年生を対象に調査を行い、中学三年生の調査結果と比較しました（資料12）。

受験を越えれば、ストレスも減り、得点が持ち直すのでは、という予想に反して、中学三年生よりも高校一年生の方が、QOL得点は低くなりました。

これで、中学三年生の生活の満足感が低いのは、受験のストレスのせいだ、という説明が成りたたないということになります。高校一年生が最も生活の満足度が低く、高校二年生以降に満足度が高くなっていくのかどうかということは、非常に興味のあることというよりは、わが国の将来を担う若者の現況を知る上で重要なことだと思います。

高校生においても、下位領域の中では自尊感情がいちばん低くなっています。三校の中の一校は実業系の高校でしたが、そこでは友だち関係の下位領域が低い傾向がありました。いずれにしても、このまま世の中に出ていくことになるとしたら、大変なことになるのでは……、という印象を受けます。このような状況のまま、就職、結婚、育児という段階を踏んでいけるのか、非常に不安に思います。

進学校でも調査しましたが、友だちの領域は多少高めに出たものの、学業面、自尊感情、そして親子関係などの項目で、やはり低さが目立ちました。

この先、高校二年生、三年生、あるいは、高校に通っていない一七歳、一八歳の子どもたちにもぜひ調査をしてみたいのですが、しかし、もともとこの尺度は一六歳までを対象としていますので、一七歳以降の青年に同じ尺度で調査をし、学術的に判定することが適切かどうかはわかりません。またわが国では、中学卒業後に、就労している青年や、学校に通っていない青年、また、いわゆるニート状態の青年、さらに一部には結婚している青年など、さまざまな状況の青年たちが存在します。彼（彼女）らの生活の満足度を、前述した六項目で調査することは、明らかに難しくなります。彼らには職場やパートナーとの人間関係が大きく影響するため、中学生版の尺度では質問項目の過不足が出てくるからです。

小学生、中学生版ＱＯＬ尺度は、同時にその年齢の子どもたちすべてを包括した生活の満足度を知る調査として有用であるとお話ししてきました。今後はまず、一七歳以降の、高校（定時制や通信制などを含む）に通っている子どもたちに限定し、調査を行ってみたいとも考えています。

4　調査紙から直接訴えかけてくる子どもの現状

さて、このように、結果をデータやグラフでお知らせすることで、子どもたちの自尊感情がいかに低いか、ということをある程度お伝えできたかとは思います。しかし、私としては、結果を集計する際に、調査用紙を直接目にしたときの衝撃が、忘れられません。

普通のテストで、一〇〇点満点のうち、平均して六〇点や六五点、などといいますと、まあ、そんなものかな、という印象があるかもしれません。しかし、調査用紙をまずパラパラと見てみますと、また違った印象があります。何より驚くのが、多くの子が、「自尊感情」と「学校」の項目は、五段階評価のうち、下から二番目に○をつけている、という事実です。

選択肢を見ますと、ある質問に対して、上から、「いつもそうである」「たいていそうだ」「ときどきそうだ」「ほとんどない」「まったくない」という五つの選択肢が並べられていま す。下から二番目を選ぶということは、例えば「自分に満足していた（自分が好きだ）」「次の週が来るのが楽しみだった」などという質問に対して、「ほとんどない」を選択する子がほとんどである、ということになります。「ときどきある」（または「ときどきない」）ではなくて、「ほとんどない」を選ぶ子が多いのです。そのつぎが、三番目の「ときどき」です。これはショックです。

ペラペラ紙をめくっていますと、「ほとんどない」「ほとんどない」「ほとんどない」……と続きます。男の子などの場合、全部の項目で「いつもそうである」につけるような子も、クラスに何人かいることもあります。一人、「いつもそうである」につける子がいると、デ ータ化すると三人分ぐらいの得点が引き上げられますから、平均が高くなりますが、たとえば「ぜんぜんない」に一人つけたとしても、それほど引き下げにはなりません。ですから、平均得点が六〇台となると、たいていは小学生でもクラスの三分の一程度は、ほとんどの項目を下から二番目につけている、という印象です。

これには、検査の仕方が悪いからなのでは、という声も出てくるかもしれませんが、私のような者からみますと、やはり実際にそう思っている子たちが確実に存在する、と思えてなりません。自分に自信があったか、という項目に対して、小学校の低学年にして、ほとんどない、につけてしまう状況というのは、非常に心配で、紙を見ていると、一人一人、「この子は大丈夫なのかな、どんな子なのかな」と、思わず関わりたくなってしまいます。ただ、学校のほうは、無記名で実施してほしいということがほとんどなので、どの子かというのは特定することはできません。

見ていると、本当に悲しくなってくることもしばしばです。この一週間、親とうまくやっていたか、というような質問にしたって、何か時折、親に不満を感じるようなことがあるとしても、まあだいたいの子が、落ち着いて振り返ってみたときには「ときどきそうだ」ぐらいにつけそうなものではないか、とも考えますが、いまの子たちは、割合とはっきりと「ほとんどない」や「まったくない」を選ぶのです。この用紙は、わかる人がみると、その子が○をつけた位置をみて、その子のいままでのヒストリーが透けて見えてくるようなものでもあります。

さて、こうして出た結果を整理してみてみますと、まず、平均した得点が低いのがひとつ問題であり、もうひとつ、ひとりひとりの子を見たときに、ゼロに近い子が多い、問題を抱えているであろう子がクラスにごろごろいる、という事実も重要です。小学校低学年でも、明らかに問題を抱えているような子が確実に二～三人はいることになります。

また、やはりいちばんショックだったのは、実業系の高校では、クラスの三分の一が、自尊感情の得点がゼロだ、ということでした。その高校に来ている子は、そこで職業訓練を受けて、地元で就職するような生徒たちなのでしょうが、本当に心配です。

とはいえ、都内の私立の進学校でも平均得点は三〇台であり、また、都内の公立の、比較的偏差値の高めの高校でも、やはり同様に低かったのです。

さて、このような結果について、いろいろな研究者に話をすると、「多くの人が思っているけれどもはっきりとはわからなかったことが、数字で明らかになりましたね」というご意見をたくさんいただきました。

そんな中で、精神科医の村田豊久先生が、うつ尺度との関連について、ご指摘くださいました。村田先生は長年うつ病の研究をされてきましたが、今回のＱＯＬ尺度と、先生の作られたうつ尺度との間で、データとして重なる部分が多い、ということです。

具体的には、子どもの自尊感情が低下する年齢と、うつ病を発症する年齢が非常に似通っている。そして、その変化について、村田先生は、あくまでもうつという病気の枠組みの中で考えておられたのが、今回、普通の小学生全体でも同様の結果が表れたことに、驚き、また、大変興味を持ってくださいました。こんなにたくさんの人数でデータが出ている研究は今までなかった、ということで、貴重なデータであり、これは日本の子どもたちの現状をよく表している、いろいろな機会に報告すべきだとおっしゃってくださいました。

たしかに、自尊感情は、四年生あたりから顕著に下がりはじめます。村田先生も、うつという観点から、だいたいそのあたりでアクシデントがあったりショックな体験があったりすると、うつ病の発症のきっかけになることが多いということを、おっしゃっています。

しかし、学校側からしますと、小学校三年生や四年生というのは、学校にも慣れて、いちばん手もかからない学年だととらえていることが多く、新米の先生などにポンと担任を持たせたりすることもよくあるのです。しかし、精神科の視点からすると、じつはそのぐらいの年齢がいちばん大切なところなのだ、という見方があるのです。

逆にいえば、子どもが小さい時から抱えてきたトラウマ体験や幼児体験のようなものに気づいてやって、フォローしたり介入したりするのであれば、この年齢までにしてあげることができれば、まだうまく信頼関係も回復しやすいのですが、この年齢を通り越してしまうと、チャンスを逸したかたちになってしまうことが多いとも言われています。このような指摘と、今回の調査結果は合致しています。

幼児的な万能感を持っていた子どもたちも、世の中の現実がわかってくるにつれて、自尊感情は低下していくのが普通だとも言えます。そして一回低下しきると、下げ止まって、また、こんな自分でもいいいや、という感じであがっていくのが普通のパターンだと考えられていたのですが、いまの日本の子どもの現状では、小学校三、四年生ぐらいから低下しはじめて、中学校、高校、とずっと下がりっぱなし、ということになっていることが、今回の調査で明らかになりました。

5　QOL得点の国際比較——その1・ドイツ

それでは、日本の子どもたちのQOLは、国際的に見るとどうなのでしょうか。

諸外国と比較することは、非常に重要と言えます。国際的に差が認められるとしたら、どうしてそのような差があるのか、また子どものQOLが高い国は何が優れているのかを参考

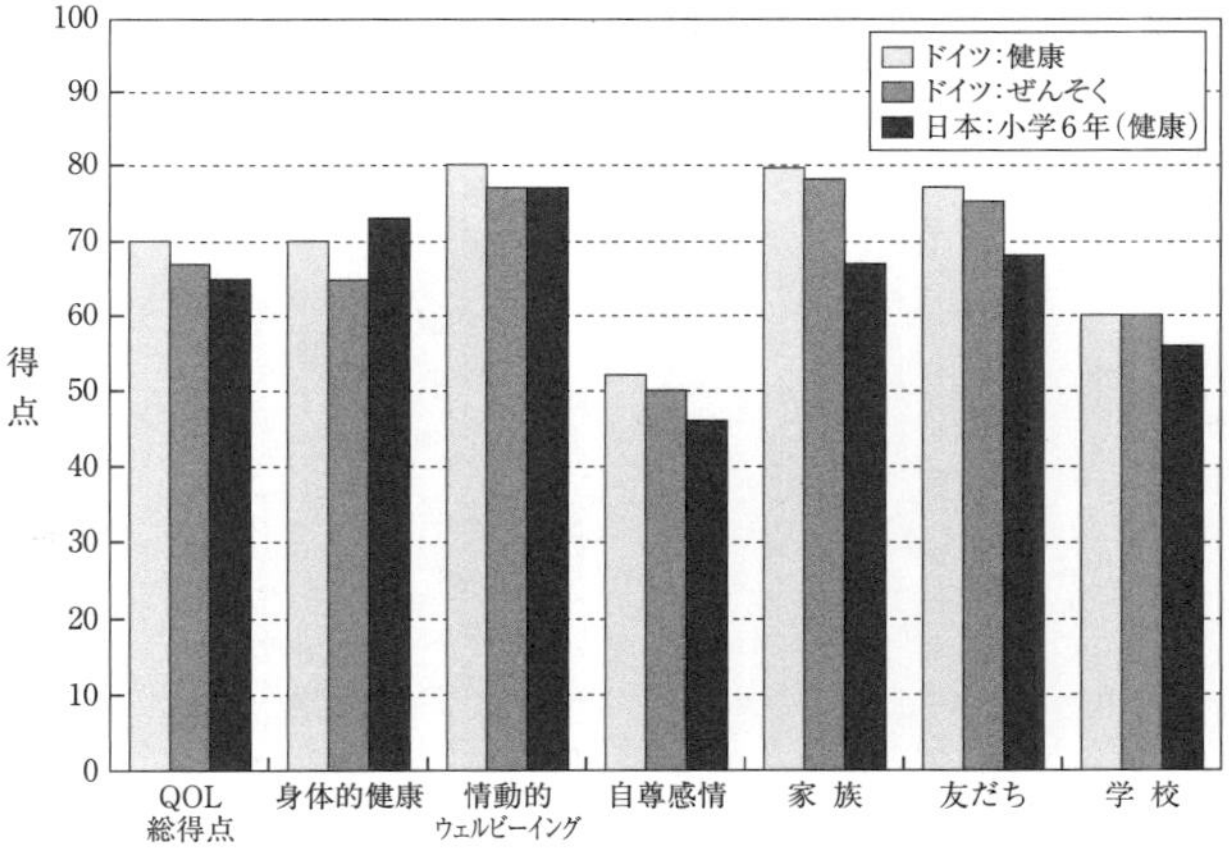

資料13　日本とドイツの比較（参考値）−①

にして、わが国の子どもたちへの対策に応用できるからです。

しかし、諸外国を見てみると、一般の学校に通う子どもたちを対象とした調査は、海外ではあまり行われていません。この調査は多くの言語に翻訳され使用されていますが、海外の研究者は、おもに慢性疾患を持つ子どもたちの生活の満足度の調査として使用している側面を持っていますので、学校に通う一般の小学生を対象にした同規模の調査は行われていないのです。

今回はまず、原作者がドイツで調査した結果と比較してみます。

資料13は、ドイツで一一歳から一六歳までの児童、生徒を対象にした調査と、日本の小

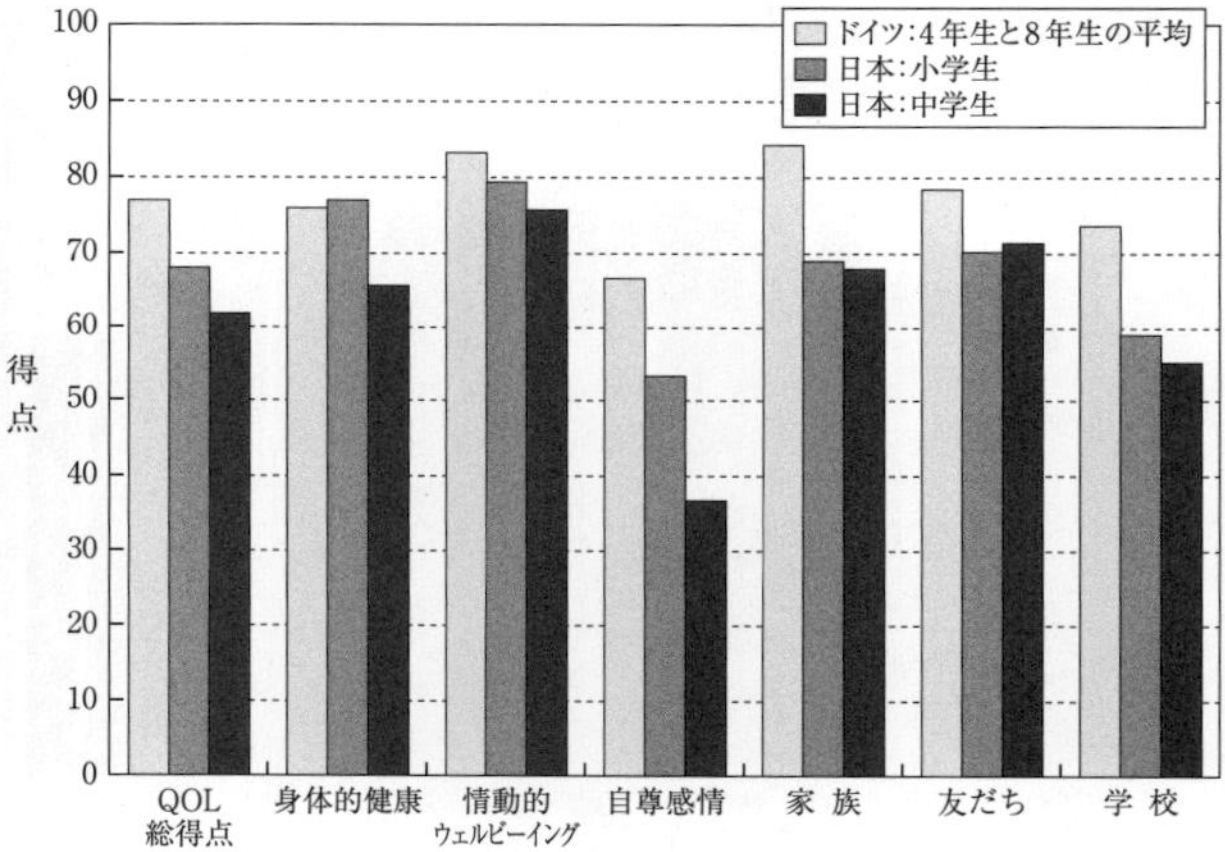

資料14　日本とドイツの比較（参考値）－②

学校に通う児童の調査の結果をひとつのグラフにまとめたものです。ドイツでは日本の中学生・高校生に相当する年齢の子どもも含まれていますので、あくまで参考と考えてください。

左から順に、ドイツの健康な子ども（対照群）、ドイツの気管支ぜんそくの子どもたち、右は、日本の小学六年生の子どもたち（健康な子ども）の調査結果を比較しました。

その結果、ドイツの子どもたちは、日本の子どもたちと比較すると、健康な子どもはもちろんのこと、ぜんそくを持っている子どもたちも、QOL総得点、自尊感情が高いという結果が出ています。

次の資料14を見ながら、もう少し比較してみましょう。資料14では、ドイツの子どものデータは、原作者の作成した使用マニュアルから引用しています。左はドイツの学校の四年生（九一八人）と八年生（五八三人）の平均値です。日本では小学四年生と中学二年生に相当すると考えられます。

日本の小学生（真ん中）と中学生（右）の結果と比較してみました。ほとんどすべての項目において、ドイツの子どもたちのほうがわが国の子どもたちよりも高い得点でした。ドイツの子どもたちも、六領域の中では、「自尊感情」、ついで「学校」の得点が低い傾向にありますが、小学生においてすでに、わが国の子どもたちとドイツの子どもたちの「自尊感情」の得点の差が大きいことに加え、中学生との差も著明なことは、注目に値すると思います。

また、家族の項目も、ドイツと比較すると、明らかに低い結果でした。

6　QOL得点の国際比較――その2・オランダ

現在の生活に満足しているオランダの子どもたち

オランダは、前述したユニセフの幸福度調査（P11）で、子どもたちの幸福度が先進国の中で最も高く、注目を集めている国です。また、同調査の中で、「孤独を感じる」と答えた

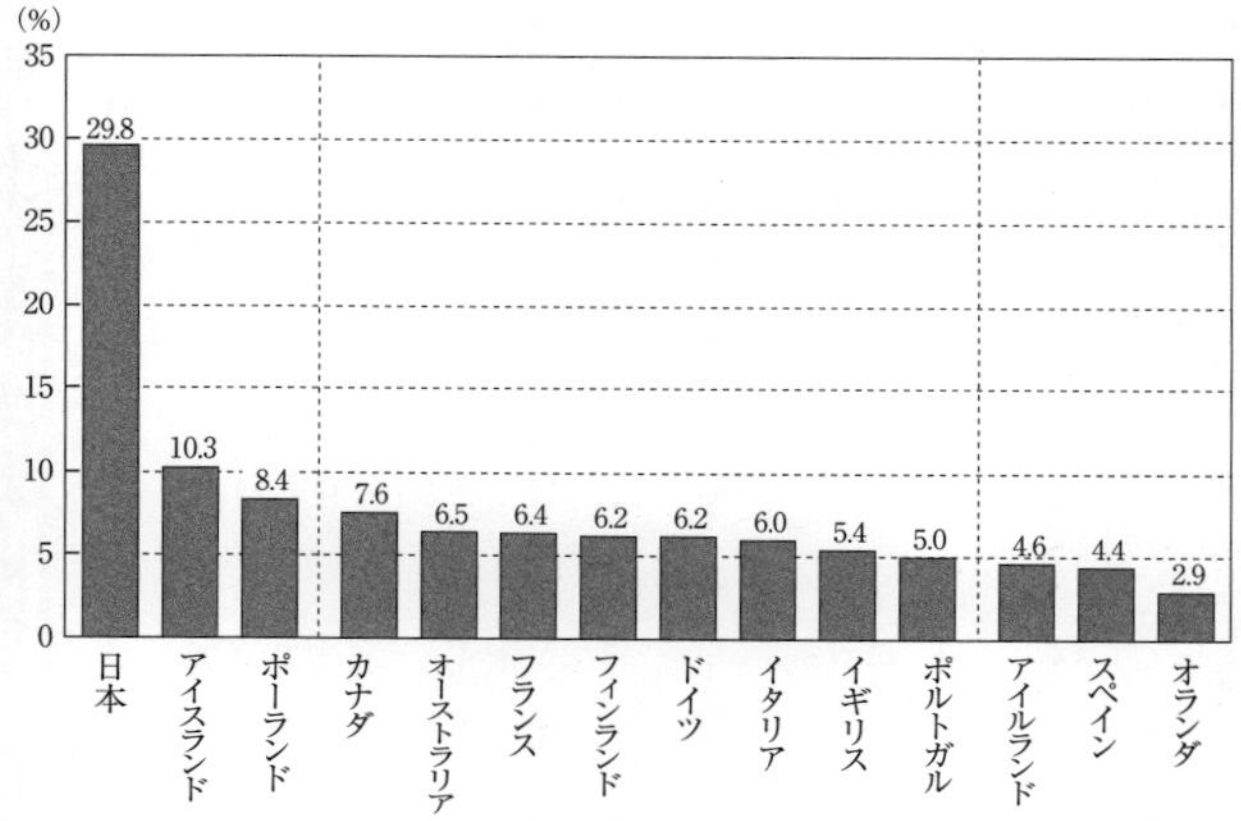

資料15　「孤独を感じる」と答えた15歳児の割合の比較(ユニセフ2007年調査)
上位3カ国、下位3カ国と主要国

子どもはわずか二・九％と、これまた調査国中で最も低い数値であり、この数字は、日本の二九・八％の十分の一となっています（資料15）。

また、WHOヨーロッパ支部が行っている「学齢期の子どもたちの健康行動調査」では、オランダの子どもたちは、学校でのストレスが最も小さく、親と何でも話ができると答えている子どもの数が非常に多いことが報告されています。これは、私が普段から感じている、「日本の子どもたちは学校で感じるストレスが非常に強く、親は自分の悩みを何も理解してくれないと感じている」という印象とは正反対の子どもたちの姿です。

一四歳未満の人口の約六割近くがいわゆる

「移民」であるオランダです。さまざまな問題を抱えて、子どもたちに悪影響があってもおかしくないこの国で、どうしたらそのように子どもたちが満足した状態で生活できるのでしょう。

オランダには、紆余曲折を経ながら長い伝統の中で、シチズンシップや市民教育、民主主義の考え方が根づいているといいます。子どもは大人の付属物である、という見方はされず、小さくともひとりの人間だという考え方で親は子どもに接するそうですし、また子どもは親から、自分の存在についてポジティブなメッセージを受けながら育っているといいます。

昨今、日本では大学生の大麻所持が社会問題となっていますが、オランダはご存知のように、麻薬については合法政策をとっている珍しい国です。しかし、その背景として、オランダでは、大人が子どもに対して頭ごなしに麻薬を否定するのではなく、子どものころから麻薬問題についてディスカッションをさせ考えを聞きながら、その危険性を教えています。

麻薬を使用することはもちろんよくないことですが、オランダでは少々黙認せざるをえない社会の状況というものがあり、子どもたちはその実態を知ることで自己抑制につながっていく、ということのようです。

さて、そんなオランダで、ぜひQOL調査を行ってみたいと考えていましたが、オランダの小・中学校で調査を行うことは、日本や諸外国同様、なかなか難しいことでした。どの国でも、学校側にそれぞれの事情があり、面識のない人物の依頼をすぐに受け入れてくれることは少ないからです。

しかし、以前出版社を介して知り合いになった、オランダ在住の教育研究家・リヒテルズ直子さんがコーディネート役を引き受けてくださったおかげで、現地の日本人学校二校を含む、十校で調査を行うことが可能になりました。

このうち六校には、私たちもじっさいに訪問することができ、授業の様子を視察させていただきました。その様子は後に述べます。まずは、調査結果から見てみましょう。

資料16は、オランダの小学生と中学生のQOL調査の結果の平均得点をグラフにして、日本の子どもたちの調査結果（小・中学生）と比較したものです。

分析の結果、QOLは六領域ともかなり高い得点を示し、QOL総得点は七九・五でした。最も高い得点だったのは情緒的ウェルビーイングの八六・三でしたが、他のどの領域においても得点は高く、オランダの子どもたちは自分自身の現在の生活にかなり高い評価を持っていることがわかりました。

自尊感情について見てみると、QOL全体の中では、七二・五と最も低い得点になってい

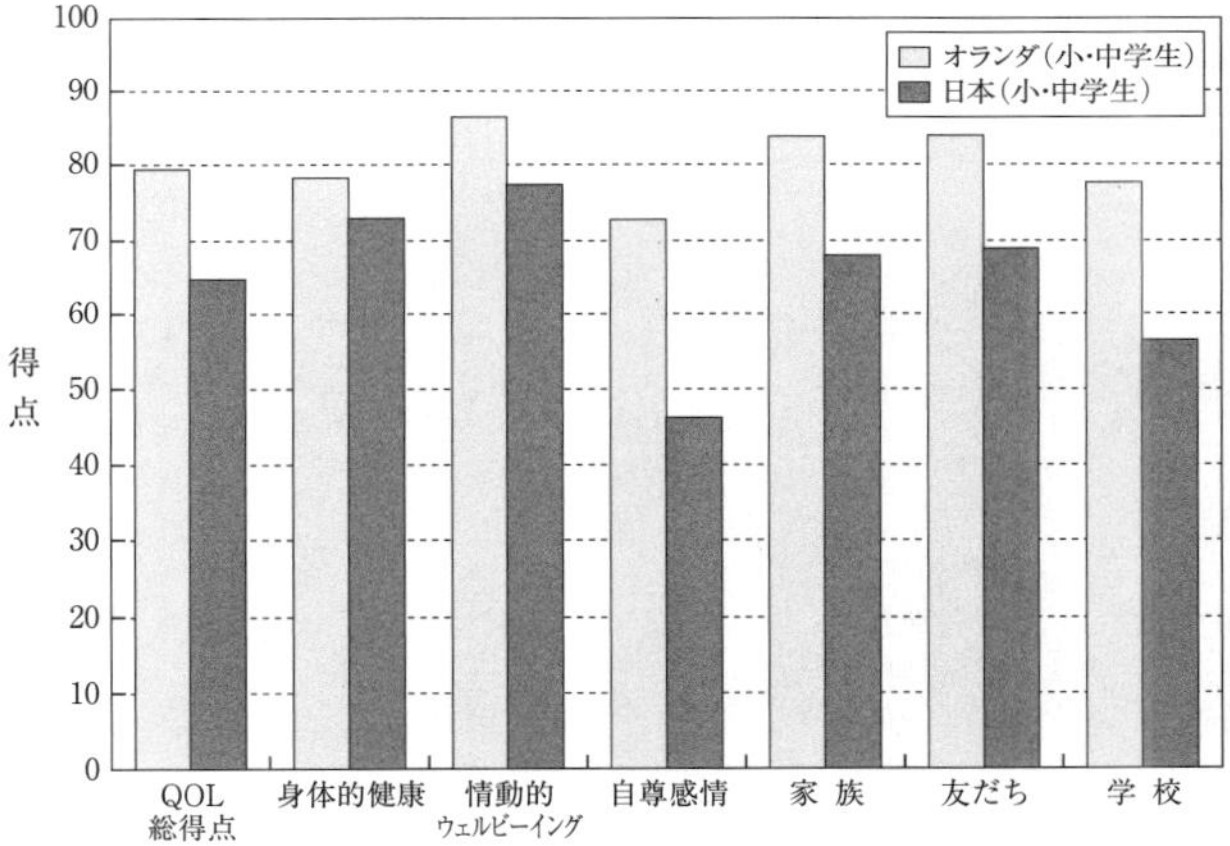

資料16　日本とオランダの小・中学生のQOL得点の比較

ますが、日本の子どもの四六・一という得点とくらべると非常に高い得点になっています。また、七二・五というのは、自尊感情の持つ特性からいうと、決して低得点とは言えません。

というのは、まだこれから変化していく成長期にある子どもたちの自尊感情は、それほど高得点である必要はなく、ほどほどの得点があれば十分と考えられるからです。むしろ極端に高すぎることも、さまざまな問題につながるとも言われています。ですからオランダの子どもたちの自尊感情は、全体としてはほどよい高さを示していると考えられます。

ほかの項目を具体的に見てみると、学校、家族、友だち、の項目が、日本の子どもたちに比べて高得点なのが目立ちます。

このうち、まず、家族の項目が高い理由ですが、これは子どもたちが家族とゆったりとすごす時間が長いからではないかと思います。私が滞在している間にも、昼間に母親だけでなく父親が公園で子どもと仲良く遊ぶ姿が見られたり、また、夕方のスーパーマーケットで父子が買い物をする姿をたくさん目にしました
オランダでは、すでにワーキング・シェアという概念が定着していて、長時間労働をせずに働いて、その分なるべく家族が一緒に長い時間を過ごすようにしているとのことです。ですから、私が目にした光景は、昼休みに父親が自宅に帰って、子どもたちのサポートをするということが認められているからであり、また、夕方にお父さんが子どもと買い物に行けるということは、それまでに仕事を切り上げているということでしょう。

また、夕方以降になると、市内の店舗はほとんどが閉まってしまい、町を歩く人も少なくなります。コンビニなど二四時間営業のお店はほとんどないため、不便なこともあるでしょうが、その分、夜中じゅう営業しているお店で深夜労働をする人もいないことになります。皆が夜になると家に帰って、家族だんらんのひとときを過ごすことができるのです。

家族がゆっくり過ごす時間を社会のしくみで確保し、ゆとりのある関係を保っているから

こそ、子どもの家族に対する満足度が高いのではないでしょうか。

自尊感情を下げる教育システムと、上げる教育システム

つぎに、学校の項目が高い理由についても考えてみます。学校についての得点は、七七・一と、他の項目に比べると低めになっていますが、これも、日本の五六・〇に比べると、かなり高い数字です。

これについては、オランダ在住の教育研究家のリヒテルズ直子さんが詳しく述べていることですが、オランダの教育が、落ちこぼれによる劣等感を最小限に抑える制度を作って、それを実現していることと特に関係が深いのではないかと思われます。

先ほども述べましたように、人口の約六割が移民の国です。生活に不自由したり、言葉に不自由したりして、落ちこぼれている子どもが多くても不思議はありません。また、差別やいじめがはびこっていてもおかしくありません。しかし、オランダの子どもたちは、自尊感情も、学校生活についても、高い満足度を保っているのです。

この理由の一つとしては、一人一人の子どもが、自分の発達に応じて個別の学習を進めることができる授業のしくみが大きく影響しているのではないかと考えられます。

日本とオランダの教育環境の最も大きな違いは、授業が個別教育か一斉教育か、ということにあります。オランダでは一クラスは二五人から三〇人と、ほかの北欧諸国などに比べると人数は多めではありますが、それでも効率的に個別指導ができる方法を実践しているそうです。

後でも述べますが、日本で現在行われている一斉授業は、子どもたちにとってかなり問題の多い部分があります。発達が早めの子どもや、もともと能力の優れている子どもであればよいのですが、授業の進度から遅れがちな子どもにとっては、取り残され感が強く、毎日毎日、自尊感情を下げるために学校に行っているようなものになってしまいます。

また、授業がもの足りないと感じる子どもにとっても、わかりきった内容をがまんして毎時間聞くことは、退屈なこととなりがちです。これも、ある意味自分をないがしろにされているのと同じです。

先生にとっても、実際に異なる発達段階の子どもたちを、まるで皆が同じであるかのように教育することは非常に苦労を伴います。特に、問題を抱えた一部の子どもへの対応に時間をとられ、限られた時間内ではカリキュラムをこなすことで精一杯となりがちです。

オランダでは、二〇〇人以上の子どもたちが集まり条件さえ整えば、学校を設立することができるそうです。このため、公立・私立を問わず、いろいろな特色を持った学校が存在します。日本でも知られている、モンテッソーリ教育やシュタイナー教育などの学校もありますし、さらに、ダルトン教育、イエナプラン教育、フレイネ教育という教育方法による学校もあります。これらの学校は、既存の教育にとってかわる別の教育、という意味で、オルタナティブスクールと呼ばれているそうです。

このほかにも、移民の多い国ですから、いろいろな宗教法人による学校も存在します。そもそも学校設立の段階から多様性が認められているので、学校という場所自体に画一的なものを求める雰囲気がありません。異質なものを排除しようとする日本の学校のような雰囲気がないのです。

そしてこうしたどの学校でも、子どもたち一人一人は、自分の発達の段階や学習の進度に合わせた課題に自発的に取り組むことができます。皆が同じである必要はなく、むしろ、それぞれの子どもがその子なりのペースで学習に取り組み、達成感や自信を味わうことができます。子どもは一人一人、自分の発達に関するファイルを持ち、定期的に指導者によりモニタリングを受けます。もちろん、少人数でグループ学習に取り組むこともあります。

移民の子どもや、親の失業などによってハンディキャップを持った子どもに対しては、それを補填《ほてん》するために、他のオランダ人の子どもよりも割高の教育費が支給されるということです。この他にも、移民の子どもやその親たちに対しては、無料で受けることができるオランダ語の授業が実施されるなど、さまざまな教育的な配慮を伴った政策がとられています。

このように、それぞれの子どもが自分なりの学習の成果を評価される仕組みを持っていると、学校のなかでの自尊感情を保てるため、いじめなどの、他人の自尊感情を下げることで満足を得ようとする行動が起こりにくくなるのではないかと思われます。

先生たちも、日本の小学校のように疲弊した感じはありません。それぞれの先生は教室に常駐していて、教室が自分の職場、という感じです。職員室のような場所はありません。教師は教育に専念することができ、事務的な業務に時間を取られることはほとんどありません。

日本の先生のように、給食費の徴収に苦労することもありません。教師が自分の環境に満足し、安定した気持ちで子どもの教育に関わることができることも、子どもの学校生活を安定したものにするためには必要なことだと考えさせられました。

とはいえ、こうしたオランダの教育の仕組みを日本で取り入れることは簡単ではありませんし、そのままマネをすればうまくいくというわけではないでしょう。日本では日本なりの仕組みを議論していくことが重要だと考えます。

オランダでも、ここまで達するには長い道のりがあったそうです。リヒテルズさんによれば、オランダでは一九七〇年代から、民主的な市民社会に関する議論が高まり、そのなかで、「インクルージョン」という概念が出てきたということです。これは、社会の成員が互いに受け入れ合う、という概念で、特に学校に関しては、「個別授業」を求める保護者の運動が盛んになったこととあいまって、子どもたちが互いに個性を持ったユニークな存在として受け入れ合うことが目指され、また、教師と生徒も、「教え」「習う」という関係ではなく、同じ社会の成員として受け入れ合う関係になるべきだという方向に変化してきたようです。

ですから、親が子に対して、教師が生徒に対して、権威主義的な態度をとることはせずに、互いに学び続ける社会の一員として尊重し合う、という意識が生まれてきたのです。

オランダの子どもたちは、こうした議論にもとづいて整備された社会環境の中で育っているからこそ、学校や家庭といった場所を問わず、自分をありのままの自分として認めることができる気持ちを育てられている、と言えそうです。

オランダのイエナプラン教育を行っている小学校を訪ねたときのことです。子どもたちは、自分たちが挑戦してやりとげたものをファイルで保存して持っています。お客さんがくると、自分たちからそれを見せて説明してくれるのです。その内容は勉強に限りません。

たとえば、自分が体育の時間に「こういうゲームをやったらどうでしょうか」と提案したところ、先生が「それでやろう」と言ってくれた、ということがあったとします。そんなひとコマでも、その生徒はその場面を絵に描いてファイルに残しておいて、自慢してくれます。そういう子どもたちの様子はとてもいきいきとしていて、誇らしげです。学校にいることにストレスを感じていない様子がよく伝わってきます。私は、子どものQOL調査結果を見るまでもなく、生活の満足度は高い、すなわち得点が高いであろうことを確信しました。

こういった教育をほどこしていると、おのずから、自分がどういう行動をとったら人に喜んでもらえるのか、自分のよいところはどこで、これから何を学んでいけばいいのか、ということに、子ども自身も気づいていくことができるのです。一律に教育するよりも一見時間がかかるように思うかもしれませんが、長い目でみると、非常に効率がいい教育だということがよくわかりました。

こうした考え方は、子どもに一斉テストを課して、平均点を引き上げるように指導しなければならない、という日本の発想とは全く異なることがわかると思います。日本では八割以上の子が、学校がストレスであり、行きたくないと答えるとの報告もあるのです。

子どもに対して、一斉に授業をして、一律に教育していくことに、もう限界がきているのだと思います。もちろん、昔はそれで成り立っていたのだから、それでよいのだ、という意見もあるでしょう。オランダでも一九七〇年代ごろまではそのような教育を行っており、小学校でも多くの留年者を出していました。しかし、そのままでは、教育を効率的に行う観点だけではなく、子どもたちの将来にもよくないという大議論を経て現在に至っているのです。実際には今、日本の学校でも授業の成立が難しくなっているのですから、別の方法を考える時にきていると考えたほうがよいと思います。

7　日本人学校の子どもたちの自尊感情は高い

さて、ここで、もうひとつの調査結果を示したいと思います。私たちは、オランダで、現地の日本人学校の子どもたち（八〜一四歳）のＱＯＬについても調査をさせてもらってきました。資料17は、さきほどのオランダの小中学生と日本の小中学生の調査結果を比較したグラフに、オランダの日本人学校での調査結果を加えたグラフです。見てみましょう。

まず、オランダの小中学生と現地の日本人学校の生徒では、「情緒的ウェルビーイング」に有意な差がありませんでした。また、他の領域については有意な差が認められましたが、

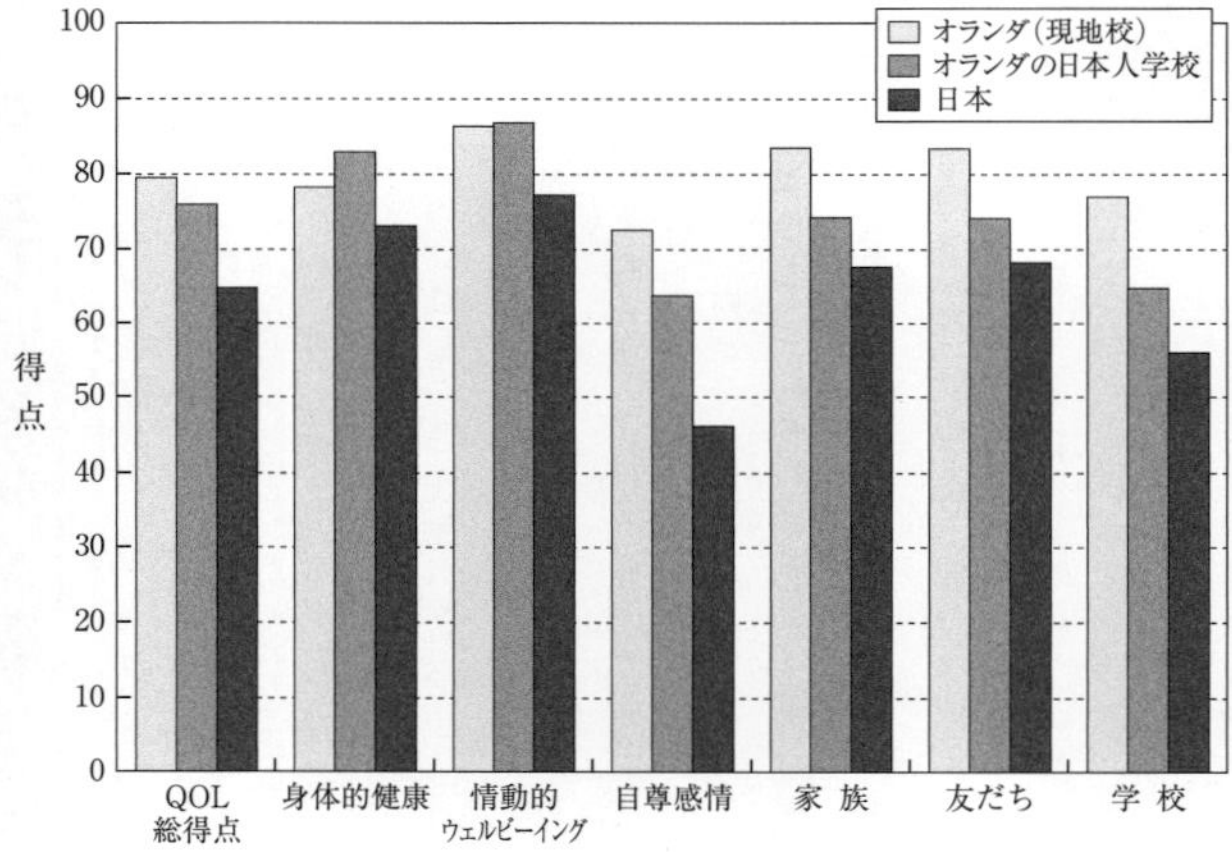

資料17　オランダ現地校･日本人学校･日本の学校のQOL得点の比較

その得点差はわずかでした。

さらに、オランダの日本人学校と日本の学校の間には、すべての領域に有意な差が認められ、日本人学校の得点が、すべての領域で日本の学校の得点よりも高かったのです。

ここからわかることは、同じ日本人であっても、居住する環境によって子どものＱＯＬ得点が変化するということです。

今まで国内のいろいろな地域の学校で調査を行いましたが、これだけ得点の高い学校はありませんでした。それは恵まれた家庭の子が通う日本の私立小中学校でも同じです。

このことから、日本の子どものＱＯＬ得点、特に自尊感情と学校生活の得点の低さは、国民性や文化的背景の影響というよりは、子どもを取り巻く家庭、学校、社会環境要因に依るところが大きいと言えそうです。海外の日本人学校については、もっといろいろな国で調査をしてみたいと思わずにいられません。

８　親子の認識の違い

ＱＯＬ尺度の質問には、前述したように、親版があります。子ども向けの質問と内容は同じですが、そのすべての質問の前に「私の子どもは」という言葉がつくものです。すなわち親自身のＱＯＬを尋ねるのではなく、保護者が子どものＱＯＬをどう考えているかを調査する、ということになります。

同じ学校で、子どもとその保護者を同時に調査すると、その結果が一致するかどうかがわかります。一致すれば、親は子どもをよく理解している、あるいは親と子どもが悩みを共有し、共同で解決しようとしているということになりますし、異なれば、親の心子知らずの逆で、「子どもの気持ち親知らず」ということになりましょうか。

ある地域の小学生と中学生の調査結果をお示しします。これは、学校、家族それぞれに承諾をとり、親と子が一致するように親子で一組として調査を行ったものです。親子は一致し

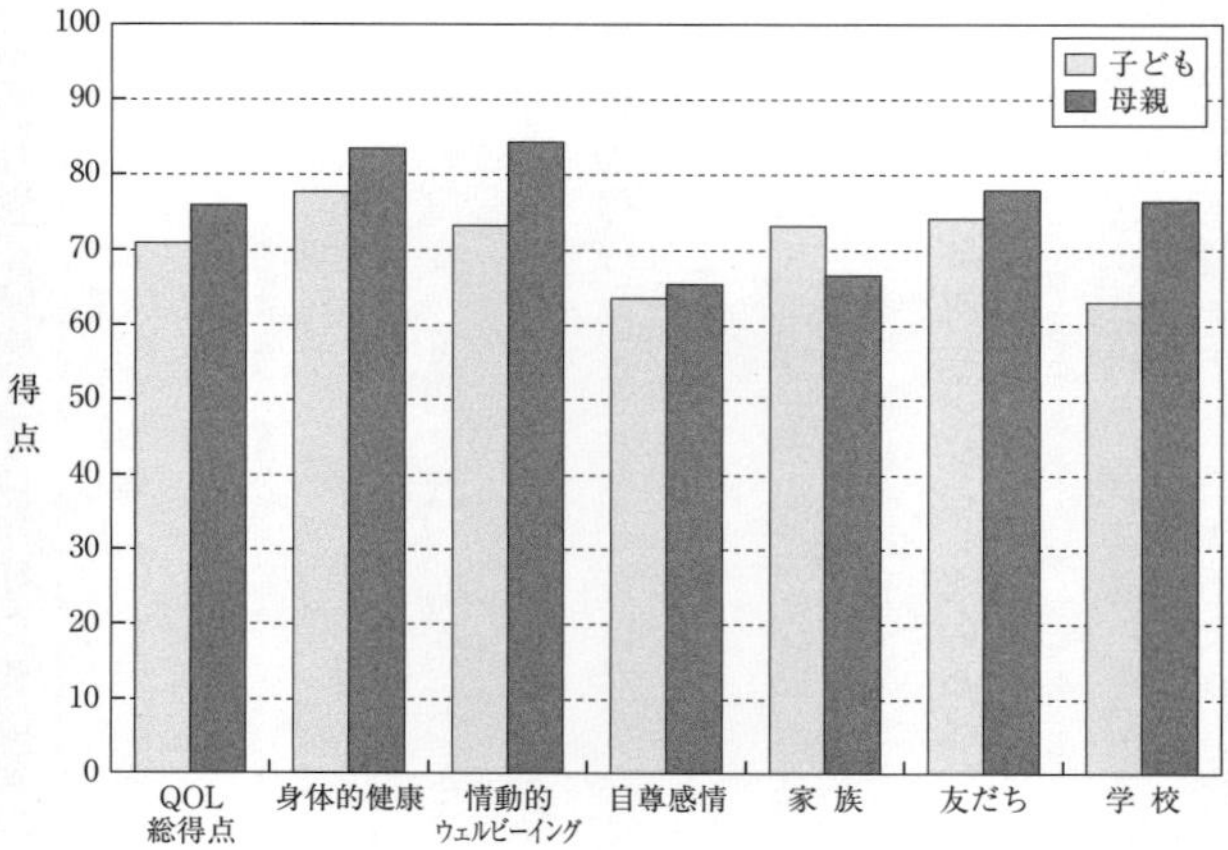

資料18　小学生の親子の得点の比較（対照群）

ますが、無記名で、調査用紙にあらかじめナンバリングして行いましたので、親子が特定されることはなく個人情報も保護されています。

まず、小学生の結果を見てみます。この調査では、親が子どものＱＯＬを低く評価することはまずありませんでした。ところが一部の子どもは自分のＱＯＬを非常に低く評価しています。

子どもたちのＱＯＬ得点の中で、低い方一五％の子どもたちを低得点群、それ以上の得点の子どもを対照群として、その保護者の結果と比較しました。資料18は対照群の親子の得点の比較です。親子は比較的一致していました。

資料19は低得点群の子どもとその親の結果です。親が答えた得点が明らかに高く、子どもとまったく一致しませんでした。子どもの方が親よりも高い評価をしているケースは一組もありませんでした。

　すなわち、保護者は、子どもが現在の生活に満足していないことに気づいていないということになります。見方をかえれば、たまたま子どもが現在の生活に満足していればよいが、満足できなくなった時には、保護者はまったく気づかない可能性があることを示しているのではないでしょうか。なおこの調査は親を母親に限定した調査です。

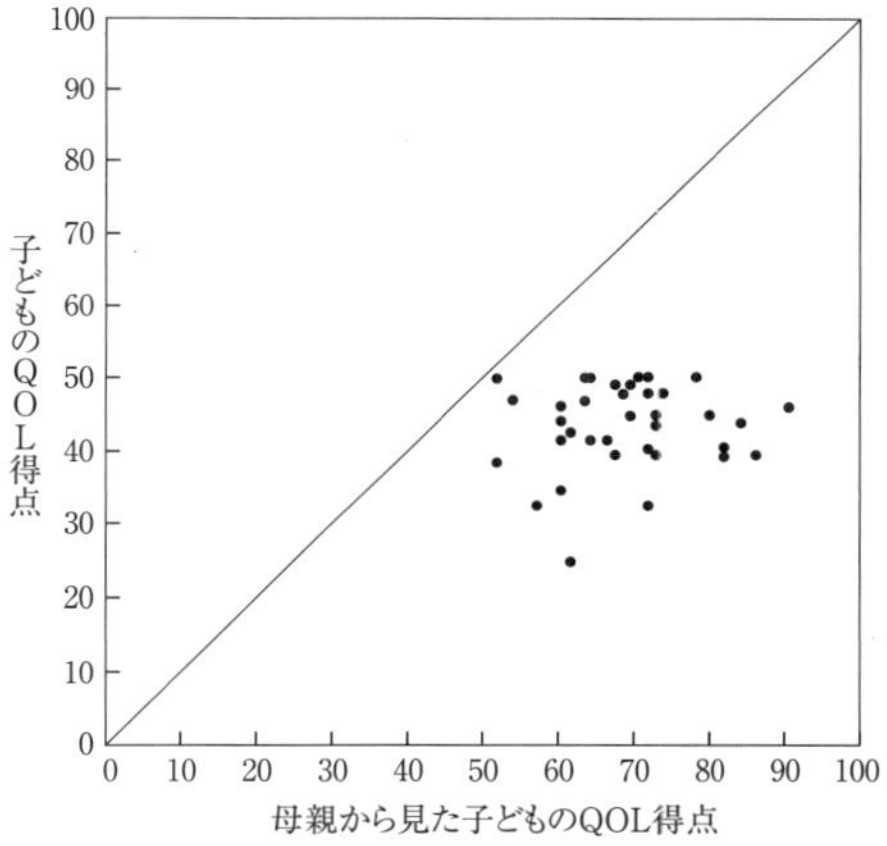

資料19　小学生の低得点群の親子の得点の散布図

　中学生の結果を資料20に示します。これは全員の比較です。母親が子どもよりも、「身体的健康」「自尊感情」「学校」の領域で高く評価しており、総得点でも差が見られました。小学生においても全体としては母親の方が高

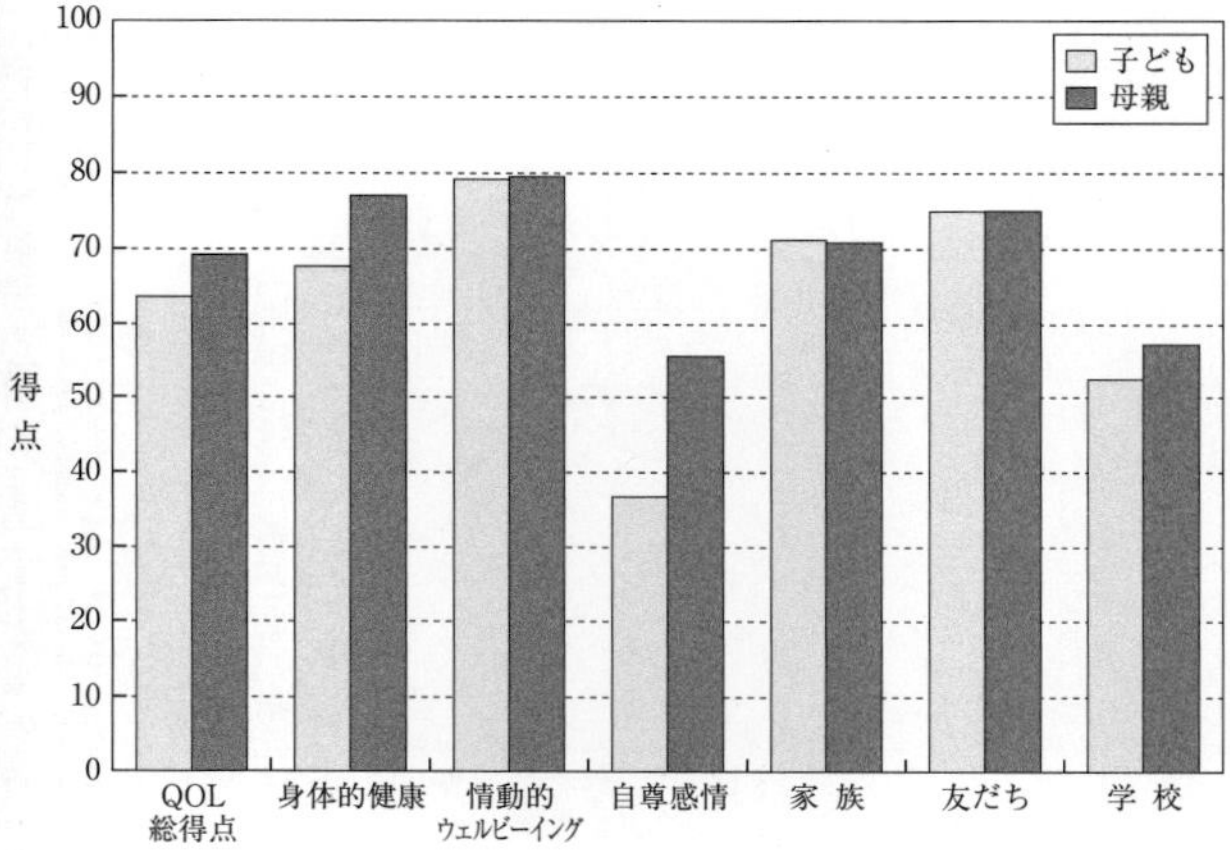

資料20　中学生の親子の得点の比較（全体）

い傾向がありましたが、中学生ではさらにそれが顕著で、統計学的にも有意差を認めました。特に「自尊感情」の項目の差が大きいという結果でした。

今回お示ししましたのは、母親と子どもの得点の差ですが、回答した保護者の中には、少数ですが父親が含まれていました。父親の場合は母親よりもさらに差が大きい傾向がありました。少数なのでもう少し検討が必要と思いますが、父親は母親以上に子どもの悩みに気づかないということになるのでしょうか。

子どもの得点の度数分布を見ると、親が評価した子どもの得点よりもばらつきが大きくなりました。

中学生においても、得点が低い一五％の子

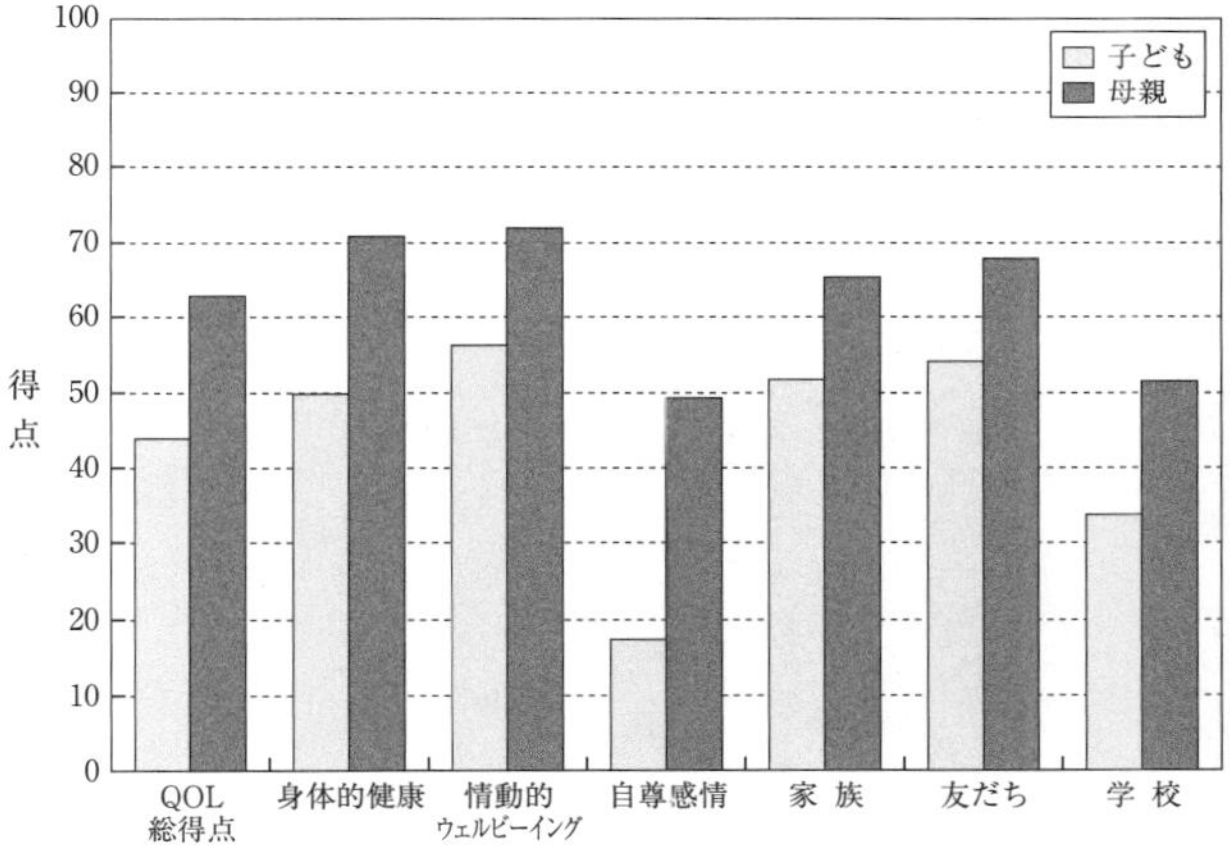

資料21　中学生の低得点群の親子の得点の比較

どもを低得点群として、親子の得点の比較を行いました。資料21がその結果です。「QOL総得点」「身体的健康」「自尊感情」「学校」において、母親が子どもよりも非常に高く評価していました。

子ども自身の評価では、低得点の子どもがいる一方で、高得点の子どもは、親の評価よりも高い結果でした。

これらの結果から、全般的に親は、子どもの内面的な問題を必ずしも把握していないことが推察されました。子どもが精神的に悩んでいても、逆に生活に満足していても、親は気づきにくいといえるでしょう。

9 調査の課題――低すぎる平均値を「標準」にするのか

小学生版、中学生版ＱＯＬ尺度を用いた調査において、浮上してきた問題があります。両尺度において、全体の結果が予想以上に低かったために、「低いＱＯＬ」を平均値としてとらえなければならなくなってしまう、ということです。そうすると、実際に精神的な問題を持つ可能性のある子どもたちの状態を、「平均的」（ほかの子どもと差がない）と見てしまう可能性がでてきます。

特に、下位領域の「自尊感情」の評価においては、あまりに低い結果が出ているため、自尊感情が低い状態が一般的ととらえることになり、精神的な問題を抱えている低得点の子どもでも、統計学的な処理を行うと差が認められないという結果が得られる可能性があります。日本の子どもたちへの独自の質問内容を検討する必要が出てくるでしょう。

さらに、小学生版、中学生版のＱＯＬ尺度において、下位領域「学校」の質問項目は、夏休みや入院中、不登校など、学校に通っていない時期の児童にとって、現実的ではありません。ところが、不登校状態の子どものＱＯＬを評価することは重要なことです。不登校の子どもには、この尺度で「学校」の質問項目を除いても推定できるような手続きの検討を行いたいと考えています。

年齢の問題としては、ドイツで開発された原尺度は、前述のように一六歳までを対象としたもので、わが国では高校一年生における年齢です。今後高校二年、三年生まで対象を拡大した調査も行っていく必要があると思います。そのためには、年齢を引き上げたときにも、下位領域それぞれに信頼性、妥当性のある検査であることを確認することを計画したいと思います。「自尊感情」「身体的健康」「情動的ウェルビーイング」などの下位領域の質問項目については、高校卒業後の青年を対象として行うことも可能であると考えています。

一方、四歳から六歳の幼稚園や保育園に通う子どもと小学一年生を対象とした幼児版Kiddy-KINDL^R^は、質問紙で行うことが困難であれば、キャットスクリーンと名づけられたパソコンのソフトを使用する方法も開発されています。これは、パソコン上のスクリーンに映されたアニメの動物の表情を見て、どれが自分の状態に当てはまるかを答えるというソフトです。しかし私たちは、この年齢の子ども向けにも、質問紙を用いた方法を検討中です。

また、その年齢の親版（Kiddy-KINDL^R^ Parent Version）に関しては、翻訳を終えて使用を始めたところです。

10　調査結果をスクリーニングの材料とする

家庭や学校において大人は、子どもの行動面や学習面の問題に関しては比較的気づきやすいのですが、抑うつ、不安などの内面的な問題には気づきにくいことを、これまで私たちは報告してきました。後の章で詳しくお話ししますが、虐待やいじめを受けていることや自殺を考えていることなど、重要な問題の早期発見にも、このＱＯＬ尺度は有効であると考えています。

学校において、子どもの心の健康状態をスクリーニングできるようにすること、そして、スクリーニングの結果を判断し支援に結びつけるシステムを構築することが、最終的な目標です。資料22にそのモデルを示しました。ご参照下さい。

スクリーニングの方法としましては、まず、クラスで全員の子どもを対象にＱＯＬ調査を行います（一次スクリーニング）。その中でＱＯＬ得点が下位一〇〜一五％（クラスで三〜五人程度）の子ども、および担任の先生が何らかの気になることがある児童・生徒を対象として、スクールカウンセラーや養護教諭が面接を行います。それにより、子どもたち個別の

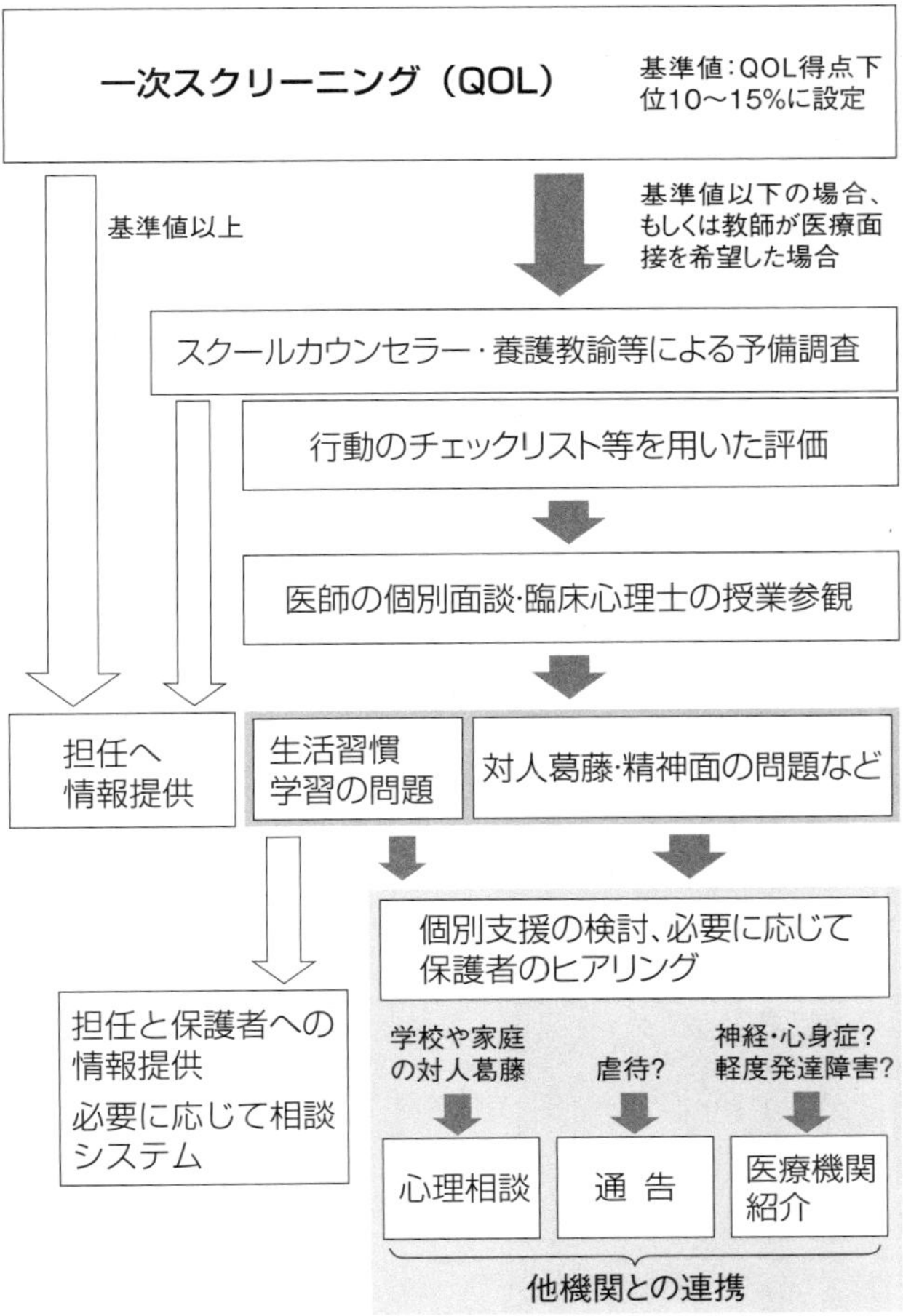
一次スクリーニング（QOL）
基準値:QOL得点下位10〜15%に設定
基準値以上
基準値以下の場合、もしくは教師が医療面接を希望した場合
スクールカウンセラー・養護教諭等による予備調査
行動のチェックリスト等を用いた評価
医師の個別面談・臨床心理士の授業参観
担任へ情報提供
生活習慣
学習の問題
対人葛藤・精神面の問題など
担任と保護者への情報提供
必要に応じて相談システム
個別支援の検討、必要に応じて保護者のヒアリング
学校や家庭の対人葛藤
虐待?
神経・心身症?
軽度発達障害?
心理相談
通告
医療機関紹介
他機関との連携

資料22　支援システムの基本構想

問題点の有無、その内容を、医師や臨床心理士が確認し、特に他機関に相談が必要な子どもたちを検討します。

他機関への相談は、心理・医療機関に限らず、児童相談所や警察、福祉機関、司法機関などがあげられますが、地域や内容によっては、NPO法人や親の会などを利用してもよいでしょう。一方、学校で対応が可能な子どもたちは、担任に情報を伝え、必要に応じて保護者に連絡をします。このようにしてスクリーニングを行うことで、内面的な問題を抱えているのにそれを表現できずに困っている子どもたちの声を、すくいあげることが可能になることを期待しています。

実際に私たちがQOL尺度をスクリーニングとして用いた学童の支援システムの例をここでご紹介しましょう。

公立小学校一校の全児童を対象に、小学生版QOL尺度を一次スクリーニングとして調査を行いました。総得点が下位約一〇%の児童五三名を対象に、その支援について検討しました。そして二次調査として教師・臨床心理士などの聞き取り調査、三次調査として医療面接を行い、三つの支援要因に分類しました（三名の小児科医で判定にあたり、三名中二名以上の医師が指摘した事項を支援要因と判断しました）。

支援要因は、具体的には、①家族と学校の連携が必要な要因……生活習慣、学習の問題などで、例えば、塾や部活が多忙、食生活、睡眠の問題、授業内容がまったく理解できない、など、②学校と家庭の連携に加えて、臨床心理士や小児科医の個別支援が必要と考えられるもの、③特に問題点を指摘できなかったもの、に分類しました。

その結果、二七名が医師や臨床心理士による個別支援が必要（内訳は、軽度発達障害疑いが八名、不安障害もしくは気分障害疑いが四名、対人葛藤が一五名）、一六名が学校と家庭の連携による支援が必要と判断し、一〇名は特別な支援要因を指摘しませんでした。

対象の五三名以外でも、教師が医療面接を希望した一一名にも面接を行い比較しましたが、軽度発達障害がより多く疑われました（教師が指摘した事例は、他人を巻き込む行動面の異常が多いということがここに表れています）。

また、担任が面接を希望した中には、何となく元気がないなど、漠然としたケースもありました。これらの児童は保健室を訪れることが多く、身体的不調は把握されていましたが、家庭の問題は具体的には把握されていませんでした。中には、面接にて虐待が判明したケースもありました。小学生版ＱＯＬ尺度には、下位領域に家族との関係の質問項目があり、この項目に注目すれば、虐待の早期発見の手がかりにもなり得ます。

これらの結果から、小学生版ＱＯＬ尺度は、特に子どもの内面的な問題をスクリーニングすることにすぐれた尺度であり、さらに、簡便で臨床につながりやすいことが確認できました。現在まで、わが国で子どものスクリーニングとして用いられる尺度は、行動面の異常をスクリーニングするものが多かったのですが、内面的な評価を対象としたスクリーニングは少なく、抑うつなどの個別の精神障害をスクリーニングするものに限られていました。また、今回の支援モデルとして、二次スクリーニングで、教師が支援すべき子どもと、臨床心理士もしくは医師の個別支援が必要な子どもに分けることで、教師は学習面や生活習慣の指導など専門性を活かした支援が行いやすく、臨床心理士や小児科医の助言を受けることもしやすくなると言えます。三次スクリーニングで、専門家の早期支援につなげることが可能にもなります。

今後、子どもの精神面の問題を関連職種間で連携して支援するシステムの構築の必要性が再確認されたと考えています。

第4章　なぜ子どもたちの自尊感情が低いのか

1　親自身も高くない自尊感情

前章では、ＱＯＬ尺度に基づく調査の結果から、日本の子どもたちの自尊感情が非常に低いということを見てきました。

この章では、私の日ごろの臨床現場での経験をふまえて、子どもたちの自尊感情がなぜこれほどまでに低いのか、ということを、私見を交えてではありますが、少し考えてみたいと思います。

子どもが自尊感情を保つには、親の影響、とりわけ母親の影響が大きいと考えられています。もちろん本人の先天的な要因も研究されていますし、環境の影響もありますが、子どもたちはおもに、母親もしくは父親が自分をどう見ているかで、自分自身の価値を推し量っていることが多いからです。

母親や周囲の大人が、子どもたちに、お前はだめな子だ、などと否定的なメッセージを送り続ければ、できないのは自分が悪いからだ、と思いこんで自分を受け入れることができず、自尊感情は低くなります。

私がいつも気になるのは、今子育てをしているお母さん・お父さんたち自身が、自尊感情を保てていないのではないか、ということです。第2章でお示ししましたQOL尺度調査は、高校一年生までの結果です。子ども自身が答えたQOLは高校一年生が最も低く、なかでも自尊感情の低下が目立っています。その後、高二、高三と、学年が上がるにつれてQOLが改善していくことを願いたいのですが、そのままの低い状態で社会参加したり、家庭で子育てを行うことになると、自尊感情は回復しないのではないかと危惧しています。

私は、母親（もしくは父親）が、自分の自尊感情が低いことを子どもに投影してしまう（自分自身の、特に子どもの頃のネガティブな思いを自分の子どもに見いだしてしまう）と、子ども自身も自尊感情が保てなくなるのではないか、と思っています。現在子育てをしている親の多くは、一九七〇年代～八〇年代の高度経済成長期から安定成長期にかけて、子ども時代を過ごした世代と言えます。物質的な豊かさには恵まれていたものの、その先の人生の目標が漠然とした中で育ってきました。当時の大人は、よりよい生活を目標に仕事に邁進《まいしん》し、当然自分たちの子どもも同じ道を歩むと信じていました。ところが、バブル崩壊を機に日本全体が長い不況に陥り、「いい会社」だと思われていた大企業が倒産するなど、これまでの幸せの図式が崩れ去るのを、少年時代、または青年時代に目の当たりにした世代でもあります。確かな将来の見通しも持てなくなった中で、親自身が、自分たちの生き方に自信がなく、将来に不安を感じているのではないでしょうか。

子どもは、家庭でも地域でも学校でも、常に弱い立場ですから、大人の不安はそのまま子どもたちの不安になってしまいます。親が不安を感じれば、当然子どもも不安を感じます。親が自尊感情を保てなければ、子どもたちも保つことができません。

最近学校で、「モンスターペアレント」、すなわち子どものことで理不尽な要求を出す親について、問題提起がなされています。学校側に問題があることもありますので、学校側が話し合いに応じて改善していく姿勢が必要なことはもちろんですが、学校教育にすべての責任を転嫁する親もいます。そのような親は、実際は自尊感情が低い人も少なくないのではないかと思います。虚栄を張ることによって、何とか自尊感情を回復する。学校では時間をかけて説明を繰り返しますが、それでも納得しません。このような親が多数存在すると、学校運営に支障を来します。こういった問題への対応を司法関係者にゆだねる教育委員会もありますが、同時に自尊感情という観点で心理カウンセリングを行う必要もあるのではとも考えます。

2　心理学的虐待に類似した受け止め方をする子どもたち

少子化の現在、子どもたちは、生まれる前から「私たちの貴重な子ども」として、両親のみならず祖父母の願望や過剰な悩みの対象となりやすく、生まれながらに親や祖父母を慰める役割を背負っていると言えると思います。子どもというのは、きょうだいや近所の子どもとのつきあいが少ないほど、親の影響を受けやすくなります。そのため、子どもたちはひとりひとりが親の言動に対して傷つきやすく、それゆえ子育てはさらに難しくなっているように思います。

一方で、行政は少子化対策として金銭的、時間的な支援を打ち出していますが、「少子化＝好ましくないこと」というデメリットだけを強調し、その要因を十分に検討していないように思います。「子どもが少ない＝その分だけきちんと育てられる」という社会的な通念は、周囲が期待するような子どもに育たなければ親の責任である、という風に、親を責め立てる傾向にあり、子育てをより閉塞感の強い状況に陥れているのではないでしょうか。そのような状況がさらに、子どもを持つことに対するハードルを高くしており、少子化を推し進めている一因となっているとも言えると思います。

また、行政主導の少子化対策、育児支援は、親の負担の軽減を目指す、というかけ声のもとに行われていますが、一方で、子どもに関わるさまざまな職種の人々（保育士・保健士・小児科医・教師・児童相談所職員さらに産婦人科医、助産師等）は、些細なことでも失敗をおそれるあまり強迫的に業務を行うこととなり、抑うつが増えているのが現状です。

このように、子育てをめぐるぴりぴりとした雰囲気が満ちている中で、以前と同じような大人の言動に対しても、子どもの受け止め方に変化がみられるようです。最も重要な傾向は、心の居場所がない、と訴えることです。社会の雰囲気の中に余裕がなくなっている分、子どもの存在をありのままに受け入れる余地が減っているということなのかもしれません。

実際の診療の現場で、「疲れているんです」と訴える小さな子がいる、という話はすでにしました。よくよく聞いてみると、お父さんとお母さんの仲がうまくいっていなくて、いつも喧嘩ばかりしているようです。そして喧嘩の原因はどうも、親の仕事が多忙であるとか、うまくいっていないなどのストレスからきている。結局、ぴりぴりとした雰囲気を社会的な立場で負わされている人も、家に帰ればお父さんお母さんだ、ということです。そのぴりぴりさが子どもに伝わってきてしまう。ぴりぴりした夫婦の間では、子どもの心の行き場所がありません。

つまり親自身がぴりぴりしていて、常に余裕がなく、子どもの心を受け止められなくなっている。それを子どもは本当は訴えたいのだけれど、それを言えなくて、「疲れている」「うざい」「きもい」という言葉で訴えている、という状況が見えてきます。このような心の居場所のなさが、最近の子どもたちの根元的な不安につながっているように思います。

夫婦喧嘩だけでなく、塾通いなどの、自分のペースを上回るオーバーペースを子どもたちが強いられていることに、周囲が気がつかない、ということも見受けられます。それも、大人の先行き不安が原因のひとつであるようにも思います。

さらに、最近の子どもたちは、情報過多のためか、驚くほどいろいろなことを知っています。例えば、小学校に入るか入らないかの子どもでさえ、私たちが子どもの時には語られなかった、「虐待」「リストラ」などの言葉を、正確な定義はともかく、ネガティブなイメージとして認識している子が多いように思います。情報の活用方法はわからないが、どんどん新しい情報が入ってくる。大人はその活用方法を教えてはくれません。いや大人自身も教えられないことも多いのではないでしょうか。

いろいろな情報を持っており混乱気味の子どもたちは、同時に、少子化の影響で、常に家族から、あるいは周囲の大人から観察されているために、まわりの世界にひどく敏感と言えます。両親、祖父母の期待を一身に背負わされ、期待に応えるよい子であることを求められ、心が休まらない、と訴える子もいます。虐待を受けていないにもかかわらず、心理学的にはそれに類似した傾向を示し、非常に傷つきやすいのです。大人から発せられるメッセージを被害的に受け止め、自身のイメージの中で外傷体験を持ち、強い被害者意識を抱いている子がみられます。

幼いときから周囲の大人の強い期待に過剰に適応しようと努力しますが、思春期になって、それは自分の幸せにはつながらないと悟り、自分探しの旅に出ることになります。これが、調査結果にも表れた、小学校四年生という年齢だと思われます。自尊感情を中心としたＱＯ

し得点が急激に下がり始める時期と重なっています。

「表面的に親に誉められても、言外にある新たな期待を感じ、つねにそれに応える努力を続けてきた。子どもの時の楽しい思い出がない」と話したある青年の言葉に背筋が寒くなったこともあります。問題を抱えて診察を受けに来た青年ですが、外から見ると、小さいころから海外旅行にも出かけたりしているし、いい洋服も着ているし、生活苦などもない、でも、子どもの時の楽しい思い出がひとつもない、という言葉が出てきます。その見た目と、本人の受け取り方のギャップに、びっくりしたものです。また、診察室で聞く範囲では、一人っ子で、親と一緒にいることが苦痛である、という子もわりと多いのです。家の中で緊張感が走っていることが想像できます。

比較的できのいい子どもでも、親からの期待につぶれそうになっています。結局、親自身の自尊感情が高くないと、子どもにそれを全部転嫁して、「この子はこうなってほしい」という想いを押しつけることにつながります。子どもが気に留めないタイプの子であればいいのですけれども、敏感な子だと全部それを受け止めてしまいますから、たいへんなストレスになります。

3　学校で受けるストレスと自尊感情の低下

学校は、今も昔も、子どもたちが一定の期間、集団で生活をする場所でもあります。しかし、その学校で、多くの子どもたちがストレスを感じているのが現状です。診察室でも、多くの子どもたちが、学校での居場所のなさや、学校のつまらなさを訴えます（あまり言葉としてはっきり表現しないことが多いのですが、学校についての話になると、たいてい、ビミョー、だとか、別に、だとかいう形で表現しながらも、最終的には学校は疲れる、つまらないという印象を語ります）。ですから、学校の中で自尊感情を保ち、また伸ばすことが難しくなっているといった方がよいかもしれません。第6章で具体的な事例について述べたいと思いますが、ここでは総論的にお話ししてみます。

学校というのは、社会の中の、「子どもたち」だけを同じところに全部まとめてしまう場所です。子どもたちの中には、授業の内容を容易に理解し、家庭で授業内容よりも高度な学習をさせるような教育熱心な親を持つ子がいたり、塾で受験勉強をする子もいます。他方、家庭で虐待を受けたり、三食をきちんと食べさせてもらえなくて、勉強どころではない子どももいます。このような子どもすべてが同じところに通っているわけです。

もちろん大部分の家庭の子どもたちは、その両極端には当てはまらないのですが、それでも学校で起きる出来事に一様に振り回されているのが現状です。特に主張の激しい一部の保護者の意見に振り回されることが目立ってきました。給食費納入などの義務には無頓着な反面、権利意識のみ強い保護者は、何か悪いことが起きると学校の責任だと訴えます。教師が子どもたちに積極的にいろいろなことを教えようとしても、教育委員会やPTAからの意見で、あれもダメ、これもダメとなって、学校行事や体育など実技系の授業が制限され、学校は実体験をともなう授業なども少なくなってきます。このような学校の状況では、子どもが主役であるのか、保護者や教師が主役であるのか、わからないような状態になっているといえないでしょうか。

文部科学省の方針で授業時間が増えることになりました。先生にとっても負担が増えて大変なことになりますが、子どもたちにとっても、居心地の悪い学校にいる時間が長くなり、負担が増えるのです。

オランダの調査結果のところでも述べましたが、授業の形態にも限界がきているように思います。日本の学校は、まだまだ一斉授業が中心です。学校の先生は、発達段階の異なる子どもたちを四〇人近く教室に抱えて、誰に焦点を当てて授業をしたらよいのかわからない状況ではないかと思います。もちろん、それぞれに工夫をされている先生はたくさんいるのでしょうが、基本的には、文部科学省のつくったカリキュラムを一律にこなすことで精一杯ではないかと思います。そういったなかで、例えば「この子にはこれをやらせたほうがいいのではないか」ということがあったとしても、それを実現することはなかなかできないのです。

それがもし、学力の低い子で、家庭のサポートもない子であった場合には、その子自体が早々にあきらめてしまうことにつながります。

小学校の六年間、毎日毎日、自分が相手にされていない授業を受けていると、自分はとるに足りない存在である、と思うようになり、学校に居場所がない、ということを悟ってしまいます。これでは前にも述べたように、自尊感情を下げるために学校に行っているようなものです。

成績のすぐれない子があきらめてしまうと、四〇分なり五〇分なりの授業に協力するということに苦痛を感じるようになってしまいます。そうするとそういう子には、わからなくても騒がないようにして静かに座っていなければならない、ということを指導しなければならなくなります。皆の邪魔をせずに座っているだけという状況は、無気力や無力感を生むことにもつながります。

これは、義務教育が終わって高校へ入学した子どもたちの様子を見ると、顕著だそうです。実業高校の校長先生の話ですが、こういった教育システムの中でわからない授業を受けつづけてきた子どもたちというのは、高校へ入った段階で、教室で五〇分の間、大人数で授業を受けて有意義な時間を過ごすということができないのだそうです。ですからこの実業高校では教室での座学は避けて、体験と実践訓練による授業を行うということでした。それから、「どの子も何かしらよいところを持っているから、そこを誉めて自尊感情を高めてあげることで、やる気を起こすような働きかけをするようにしている」とのことです。しかし、このようなことは、高校へ入ってからではなく、本来であれば小学校や中学校でもっと取り組むべきことではないでしょうか。

また、子どもたちに共通に言えることは、スキンシップを求めているということです。本当は寂しいのです。家庭でもスキンシップがかなり減っているようです。その影響か、昔は思春期になるとスキンシップを好まなくなるということが言われましたが、現在では高校生でも逆にスキンシップを求めるような子どもが多いという話をされた教育関係者がおり、印象的でした。

このように、子どもたち自身に自分の限界を早々に感じさせてしまうのが、今の日本の義務教育です。さらに、子どもたちは勉強の問題に加えて、友人関係の悩みを抱えています。そして、教育関係者の話では、先生たちはいま、学校での勤務時間が一一時間に達するということです。家庭への連絡帳に丁寧に記入したり、いろいろな親からの注文やニーズに応えるために多くの時間を費やして、先生もかなりのストレスをためています。勉強の問題、友人の問題に加えて、先生が疲れていたら、学校は子どもたちにとってさらに居心地の悪い空間になってしまうことは明らかでしょう。

先生たちは、学力低下論争の高まりの中で、一人一人の個別の発達に対応している暇はなく、全体の平均を引き上げるために苦慮しています。しかし、文部科学省の方針も社会全体の傾向としてもそうですが、子どもたちの視点を無視した情報や意見が多いような気がします。たとえば、最近の子どもは漢字を書けなくなったという意見がありますが、成績の悪い結果のものを強調しすぎているように思います。よくできている問題もありますし、パソコンやケータイ（携帯電話のことですが、現在は、携帯電話は電話機能というよりは、メール、ネット、ワンセグ、クレジット、決済機能など多くの機能を兼ね備えていますのでそれを総称しケータイと記載します）が普及した現在、単純な漢字の読み書きでは測れない能力もあります。これらの活用能力など、総合的な判定方法も検討すべきと思います。

また、学校教育や子どもの指導方法について、社会や企業で成功した人、海外に目を向けている人たちが自分のポリシーを話すことは参考にはなりますが、それをそのまま、現場を見ずして学校や子どもの社会にあてはめるのは、困ったものだと思います。現場の人や子どもたち自身の考えが反映されるべきでしょう。

繰り返しになりますが、子どもたちにとって学校は、ストレスの多い場所であり、自尊感情も保てない場所となっていると私には思えます。また、国の方針として、大部分の子どもたちにいい教育を施すのか、家庭でご飯も満足に食べさせてもらえないような子どもに居場所を提供するのか、エリートを伸ばすのか、明らかではありませんが、学校教育がそのすべてを一律に担うのは限界があると思います。現在はこのような方針に関して迷走中のようですが、そういった迷走につきあわされる子どもたちは、いい迷惑でしょう。

日本の教育のいいところは、まだ学校の先生が真面目で一生懸命だということです。問題点としては、子どもたちが何を求めているか、どうしていけばよいのか、というメッセージが、子どもの視点ではなく、行政や学校管理の面から発せられていることでしょう。

もうひとつ触れておきたいことがあります。最近、公立の小中一貫校ができてとても人気があるようですが、実際に行った親御さんも私も、現場を見て、これは非常に問題が大きいと思いました。子どもたちにとって学校生活は重要な部分ですが、長い人生の一期間にすぎません。家庭環境も、目標も、多種多様です。そのようななかで、九年間という義務教育の時間、同じところで過ごすことは、うまくいった場合はいいですが、うまくいかなかった場合の代償が、あまりにも大きいのではないかと思います。

親の考え方も生活環境もばらばらの子どもたちが、より広い地域から集まり、九年間も一緒で、しかも上から押し付けの教育をこなしていくのは、子どもにとっては大きなストレスになると思います。私立、および国立大学の付属の学校でも、九年間一緒に過ごしますが、こちらはある程度、子どもたちの家庭環境や目標が似ています。しかしこうした付属の学校でも、学校や同級生との間に悩みを抱えてしまえば、学校生活のストレスは大きくなります。

4　KY（空気が読めない）という言葉に示されたゆとりのなさ

二〇〇七年に、「KY（空気が読めない）」という言葉が流行しました。参議院選挙の敗北の責任を否定しながら突然辞任発表をした安倍首相に、マスコミは容赦なくKYという表現を用いました。確かに日本の社会で人付き合いをそつなくこなすには、「場を読む」ことは重要です。しかしこの言葉が、特定の一人をバッシングするものにしか聞こえないことがあります。自分らしさを表現することに大きな制限が加えられ、「空気を読めよ」という言葉で多数（これも疑問ですが）に押し切られて自由な意見を言いにくくなります。

子ども社会においても同様です。本音を出したり、あるいは融通が利かないと、「KY」のレッテルを貼られてしまいます。無視、仲間はずれといういじめの対象になってしまうこともあります。子どもたちの中でも疑心暗鬼になってしまい、常に周囲の機嫌を伺うことを余儀なくされています。

今でも子どもたちがよく口にする「うざい」「きもい」という単語がありますが、これは自分の一方的な印象の表現です。しかし、「KY」は「空気」という言葉で、自分だけではなく多数の意見だと表現して、より強力かつ巧みに一人を追い込んでいく、実に不気味で悪質な表現であると、私は考えます。

社会常識や人間関係がしっかりと確立した関係では「空気を読む」ことがある程度は求められますが、もともと空気を読めない自由で快活な言動が子どもらしさです。それを制限し、自由に発言することが悪いことを意味するような使い方を子どもたち自身がすることは心配です。子どもたちは、自分自身では意識していなくても、息が詰まりそうな閉塞感の強い社会の中で、自分自身を守ることが精一杯、という状況の中で生きているように、私には感じられるのです。

第5章　専門外来で診る子どもたちと自尊感情

1　質問紙に表れる子どもの精神面の問題

この章では、私の専門外来、すなわち医療の現場で行ったＱＯＬ調査をもとに、子どもの精神面の問題と自尊感情の関係について、検討していきたいと思います。

なお、私は、大学病院精神科の「児童」外来と小児療育病院の「精神科」外来等を担当していますが、子どもの心の診療を行う外来は、それぞれの医療機関で異なりますので、直接医療機関にお問い合わせ下さい。

これまでに紹介してきましたＱＯＬ調査のもう一つの特徴として、子どもたち自身の心の変化を、時間とともに追って確認できるということがあります。

例えば、Ａ君が小学校三年生の時に回答した結果と、小学校五年生の時に回答した結果を比較することが可能です。学校を通じてこうした調査を行うことは簡単ではありませんが、小児科の外来で子どもたちを対象として行うことは、家族および本人の承諾が得られれば、そう困難なことではありません。

私たちは、実際に病院で診察をしている子どもの患者さんを対象に、ＱＯＬ調査を行っています。そしてその結果、ＱＯＬ尺度は臨床での治療のみならず、子どもへのサポートに非常につなげやすいという特徴があることがわかってきました。

まず、病院にやってきた子どもにＱＯＬ調査をすることで、その子が生活の中のどの側面に問題を抱えているか、ということが非常によくわかります。そうすると、その子のどういった面を今後サポートしていったらよいか、ということが考えやすいのです。

例えば、ＱＯＬ調査の下位領域のなかで、「学校生活」の得点が低かったとすれば、「これは勉強がわからない、または授業についていけていないのだな」などという推測がつきます。学習に障害を抱えているのかもしれない、という推測にもつながります。「家族」の項目の得点が低ければ、「親と子がうまくいっていないのかな」などと考えられます。

その数字へのあらわれ方というのは非常にわかりやすいのです。障害や問題を抱えて診察室にやってきたであろう子どもたちに質問に回答してもらい、その結果をみたとき、子どもの生活背景が数字に如実にあらわれているので、しばし見入ってしまうこともよくあります。いままでほんとうにこの子はこうやって生きてきたんだなあ、たいへんだったろうなあ、つらいだろうなあ、と思いを馳せてしまいます。

そして診察を重ねていくうちに、また同じ質問項目を繰り返して使うことができます。そうすると以前低かった項目の数字が、目に見えて上がっていくこともあります。かと思えば変わらないこともあり、下がることもまたあります。つまり、サポートの方法がよかったか、それとも悪かったかも、QOL調査の結果から継続的に判断していくことも可能なのです。

この章では、発達障害、不安、摂食障害、うつ病、自傷行為、自殺念慮（自殺をしたいという考えを持つ）、慢性の病気、などの症状を抱える子どもと自尊感情の関連、およびサポートの仕方について、QOL尺度の観点をふまえて治療をしてきた経験をもとに、お話をしてみたいと思います。

これらの例は医療につながった例ではありますが、病院に行くほどの問題を抱えていない子どもも含めた、現代の子どもたちが抱えがちな諸問題が、これらの事例に集約してあらわれている、とみることもできると思います。

2　軽度発達障害と自尊感情

平成一九年度から特別支援教育が実施され、発達障害のある子どもも、通常クラス等で個々の必要に応じた支援を受けることができるようになりました。軽度発達障害とは、発達障害の中で知的にはさほど問題がないと言われる、注意欠陥多動性障害、学習障害、アスペルガー障害などの広汎性発達障害の中の一部をさすものです。

特別支援教育に関係した参考図書の中には、子どもたちの支援の際に、自尊感情を低下させないように強調してあるものが少なくありません。

軽度発達障害があるという事実そのものが原因で自尊感情が下がることはないと思います。しかし不適切な対応（障害があることを見落として厳しく指導すること）を受けることによって、自尊感情は大きく下がることがあります。例えば注意欠陥多動性障害の子どもに、「何度言ったら授業中静かにできるのか」などと厳しく注意することにより、本人が自信をなくしたり投げやりになったりするようなことがあるのです。

注意欠陥多動性障害の子どもは、授業中は静かにするという原則は十分に理解しているのです。しかし、些細な刺激があるとそれに気をとられてしまい、反応して話し出したり動き出したりしてしまいます。まずは環境調節等の工夫が必要です。

刺激が入りにくい環境にする。例えば、座席はいちばん前にする、だとか、廊下側や窓側を避けて、教室の真ん中の席にする、周りに刺激を与えやすい同級生を配置しない、などということです。また、隣の子との間を十分に離して、手が出るような近い距離に置かないようにし、ちょっかいを出しにくくする、などということも考えられます。また、座席を教師に近い位置にする、という方法もあります。

さらに、自分は他の子どもと違って変わっていると思う、と感じはじめたとき……ここが本当に支援を必要とする時期であると思います。

私が外来で診察をしているアスペルガー障害の子どもの例です。小学校四年前後の時に、学校でパニックに陥った後、自分自身の行動を振り返って落ち込むことがあり、その後自ら、「何とかしたい、病院で治してもらいたい」などと言ったことがあります。このような時は自尊感情が低くなっていますので、励ますだけでなく、十分に話を聞いてあげたり、時には学校を休むことを提案したりすることもあります。

重い知的障害や肢体不自由のある子どもも、当然のことながらストレスを抱えやすいと言えます（にもかかわらず、都の療育施設を視察した知事が、「重度障害のある子どもにもストレスがあるのか」という趣旨の発言をして周囲を驚かせたという話もあります。指導的な立場に立つ人にも正しく認識していただきたいものです）。しかし、知的障害や肢体不自由は、周囲の人間が障害に気づきやすく、その不自由さを考えた上で対策をとることができます。家庭、学校、地域それぞれで個別に対応を受けることが可能です。

ここであえて強調したいのは、障害があっても、周囲に理解されて適切な対応がなされていれば、自尊感情は低下しないということです。車いすに乗っている、目が不自由だ、あるいは言動で重度の知覚障害がある、などは誰でも認識しやすいものです。ですから、比較的適切なサポートを受けることが予想されます。

ところが、先ほど述べた、いわゆる軽度発達障害の子どもは、障害に気づかずに厳しく対応されることで自尊感情が低下する要因となります。

ある研究報告によれば、障害のある子どもは、育てにくさのため、親から虐待を受けやすいが、特に虐待を受けやすいのは、知的障害や肢体不自由の子どもではなく、いわゆる軽度発達障害の子どもも、特に広汎性発達障害の子どもである、ということです。知的および運動能力に問題のない障害に気づき、理解することは、養育者であっても容易ではありません。

第2章でも述べましたが、我々のQOL調査結果での限界として、通常クラスに通っている子どもたちの一般的な傾向として自尊感情が低くなっていることを挙げました。低いのが普通だ、という結果になってしまっているため、精神面の重い問題を抱えている子どもたちと比較しても、統計的な差が生じません。

このため、自尊感情の質問や評価の方法をわが国独自に変えるなどの検討が必要だと思っています。このような限界がありますが、しかしながら、比較するのではなく一人一人個別に行う質問として使い、状況に応じて同じ人に繰り返し用いていくことで、彼らの思いを理解することは、支援に有用であると言えます。

最近では、学力にさしたる問題もなく、発達障害でもなく、体の障害も抱えていないにもかかわらず、特に高校進学時に、特別支援学校を希望する子どもやその保護者が増えているという報告があります。通常学級では個々の子どもの精神的なサポートを行うことには限界がありますが、特別支援学校ではサポートを期待することができます。

特別支援学校を希望するこれらの子どもたちやその親は、人間関係における不都合やつらさをわかってもらうことで、これ以上学校で人間関係の苦労をしたくないと考えているとも言えそうです。通常学級では維持できない自尊感情を、特別支援学校だと維持しやすい、という側面があるのかもしれません。

3　不安と自尊感情

子どもは、多動で衝動的であるのが当たり前です。それが精神的な発達によって、徐々に自己抑制ができていきます。それと同様で、小さい子どもは恐怖感や不安が強い時期でもありますが、年齢とともにそれが変化しながら発達していくものです。

幼稚園の子どもが、お化けを怖がったり、狭いところや暗いところを怖がることは容易に理解できます。小学校に通うようになると、想像上の人物・物体や自然現象への恐怖感はなくなってきますが、今度は人間関係のさまざまな場面で、緊張というよりは恐怖を感じるようになります。

例えば、クラス全員の前で先生から指名されたり発言することに関しては、子どもたちは大人が考える以上に緊張しているものです。さらに、クラス全員の前で叱られる、同級生の前で失敗する、などということには、しばしば恐怖感を覚えて、できることなら回避しようと考えます。

子どもによっては、この不安が強く、学校など日常生活に支障をきたすこともあります。例えば授業中に先生から指名されることが恐怖で、学校に行けなくなるとか、何度も確認しないと気が済まないため、学校に行く支度をするのに一時間もかかってしまう、などです。このような不安を抱えている子どもは意外と多いと思います。

不安の強い子どもの特徴としては、もともと、まじめで神経質な傾向があり、一方で融通が利かない面もあります。ストレスを言葉で表現することが苦手です。本人は、他人から指摘されるまでもなく、人より心配性であると自覚しており、それは我慢するものと思いこんでいます。

また母親や教師など身近な人の影響を受けやすく、その人が不安であれば自分自身も不安に感じ、その人と相性が合わない場合、かたくなに心を閉ざすこともあります。しばしば身体の不調を訴えますが、時に衝動的であったり、多動が見られることもあります。被暗示性が強く、縁起をかついだり、順番にこだわることもあり、些細なことであっても、それを信じ込んで継続し、変更や中断には強く抵抗することがあります。

我々の調査では、不安が強い子どもたちは、ＱＯＬ調査の「自尊感情」も低いことが多いのですが、一般と差はありません。それに加えて、「情緒的ウェルビーイング」の項目が低くなる傾向があるようです。この傾向は、うつの時にはもっと強くなります。「何もないのに不安に感じた」「たくさん笑った（得点が低ければまったく笑っていない）」などの項目が低くなるのです。ちなみに、うつの場合には、それに加えて、身体的な不調を訴えることも増えます。眠れないだとか、お腹が痛いとかいうことです。

不安の強い子どもは、そこから逃れるため、不安が予想される状況を避けようと試みたり、またかたくなに同じパターンを繰り返したりします。例えば、先生と視線が合って指名されるという経験があると、次回からはその恐怖から逃れるために先生と視線を合わせなくなったりします。それが病的な状態になると、すべての大人の視線を恐怖に感じて、視線が合わせられなくなる、などということにつながります。

また、不安から逃れるために、かたくなに自分のスタイルを押し通してしまうことで、集団生活にさまざまな制限が加わります。例えば友だちがさわったものが不潔に思えると、その都度手を洗いたくなりますが、友だち関係を崩したくないので、うちに帰るまで我慢をします。そうすると、授業中や休み時間の間、ずっと手を洗いたい衝動との戦いになってしまうのです。

これが、抑うつ状態やうつ病となると、非常に強い自責の念を持つことになります。うつだと、つらい、死にたい、悲しくてしようがない、という感情が出てくることになるのです。しかし、不安の場合には、自責の念はそれほど強くはなく、そのことにこだわっていないと心配であって、ライフスタイルがそのことによって左右されてしまう、という状態になります。逆に言いますと、不安な中で、それにこだわり続けることによってなんとか自分を保っている、とも言えます。

4　摂食障害と自尊感情

以前は、摂食障害は「神経性食欲不振症」と呼ばれていました。圧倒的に女性に多いとされていましたが、現在は男性にもみられることがあります。思春期の女性では〇・五〜一%、予備軍を含めると二%という報告もあります。

発症の要因としては、さまざまなストレスが契機となって、脳内のホルモンによる食欲調節異常が起こると考えられています。社会文化的な要因としては、歪んだダイエット志向が挙げられています。ほとんどの若い女性は、標準体重よりも軽い状態を理想と考えていますが、摂食障害のレベルになると、体重や摂取カロリーの考え方への極端な偏りがあり、極度にやせているのにもかかわらず、まだやせる必要があるという歪んだ考えを持つようになります。肥満の恐怖、嘔吐を誘発する、過剰な運動、下剤の乱用、などさまざまな認識の歪みや行動の異常がみられます。

自尊感情は総じて低く、また、大人になることへの不安、拒否感があります。症状が出現するまでは、自己主張が少ない、いわゆるいい子が多いのが特徴です。几帳面で完全主義、また、強迫的な傾向が強く妥協することができず、比較的内向的で非社交的な性格、などが指摘されています。

近年は思春期前後の子どもにも多く見られるようになり、成人の診断基準を用いると見落とすことが指摘されています。なぜなら、小・中学生は成長期にありますので、体重は増えて当然の時期だからです。増えないのが当然の成人の体重による診断基準は使えません。頑固な拒食・減食、に加えて、身体疾患や精神疾患がないにもかかわらず、一定の期間体重増加がまったく見られないことがあれば、子どもの摂食障害の可能性を考えるべきと言われています。

摂食障害を心だけの病気という扱いをすることは必ずしも正しくないと思います。さまざまな身体の症状、特にホルモンの異常をきたすからです。月経が止まることはよく知られていますが、そのほかにも多くのホルモンの分泌に異常をきたします。血圧や体温なども下がります。症状が進むと、実際は身体を保っていけない状態なのに、脳の中からは緊急事態を回避するために麻薬に類似した作用を持つ物質が分泌されます。ですから、本人は爽快に感じていますが、じつは危機的な状況です。

こうなると治療は難しくなります。いくら治療が必要なことを説明しても、本人が納得しません。時にはそれで命を落としてしまうこともあります。摂食障害に限ったことではありませんが、心の病気は、いわゆる精神の症状だけにとどまらず、身体にも少なからぬ影響を及ぼすのです。

摂食障害の子どもは、家族、特に母親との間に多くの悩みをかかえていることがあります。これは実際に診察をしていても感じられることです。母親の側の許容の幅が割と狭いことが多いです。母親自身に強迫的な傾向が強く、こうあるべきだ、という形をきちっと持っていて、崩しません。そして、子どもに対しても、そういった感じで接してしまっています。また、母親がそれを言葉にしなくても、子どもの側でそういう態度を読み取ってしまっている傾向もあります。

一方、その父親は存在感が乏しく、母親との葛藤を相談することができないことが多いようです。子どもは気持ちが落ち着かず不安定になったり、抑うつ、不安を伴うこともあります。もともと融通が利きにくく完璧主義の子どもであることが一般的ですが、さらにこだわりが強くなります。しかし本心は、自尊感情の低さや自信のなさを抱えており、存在感のなさに関する恐怖と、同時にそれをカバーしようとする虚栄があります。

サポートの仕方としては、本人をあるがままに受け入れてあげるように働きかけて、あるがままの自分を肯定できるように自尊感情を高めてあげることと、本人の主体性を回復させる、ということになります。見た目にこうあるべきだとか、絶対にこうあるべきだ、というのを、本人が崩せない状態にあることが多いのですが、そういった姿勢を変えてあげるというのは、本当に大変です。不安とこだわりでいっぱいですから。これはかなり専門的な治療を要することになります。

考え方を変えるというのは大変です。考え方はそれまでの長い習慣でクセになっています。例えばそれを説得したり、説明しようとしても、言い返されてしまって、理屈ではかなわなかったりすることもしばしばです。思いこみを改善したり、思いこみを取り去ってあげて、あるがままを受け入れるというステップにもっていくのが、本当に大変です。

痩せすぎて、非常に危機的な状況でも、意外と本人は爽快に感じていて、これでいいと思いこんでいる、という状態は、認識のひずみなのです。その認識のひずみ自体に気づかせて、それを修正して、あるがままを受け入れさせるというのは、非常に困難を要します。

5　うつ病と自尊感情

最近、子どものうつ病の増加が報告されています。かつてうつ病は、「子どもにもあるのかないのか」という議論がされた時期もありました。しかし、子ども用にうつ病の診断を改変し、それに基づいて治療を行うと、改善する子どもがいることから、子どもにもうつ病はあると考えられるようになってきています。

最近では、子どものうつ病がどれくらい存在するのか、また、どのように気づいていったらよいのか、を検討する方向に変わってきたように思います。

うつ病は心の病気と言われていますが、不眠や食欲不振など身体の調子も悪くなります。自分は価値のない人間である、と思うようになり、死にたいなどの気持ちが高まることもあ

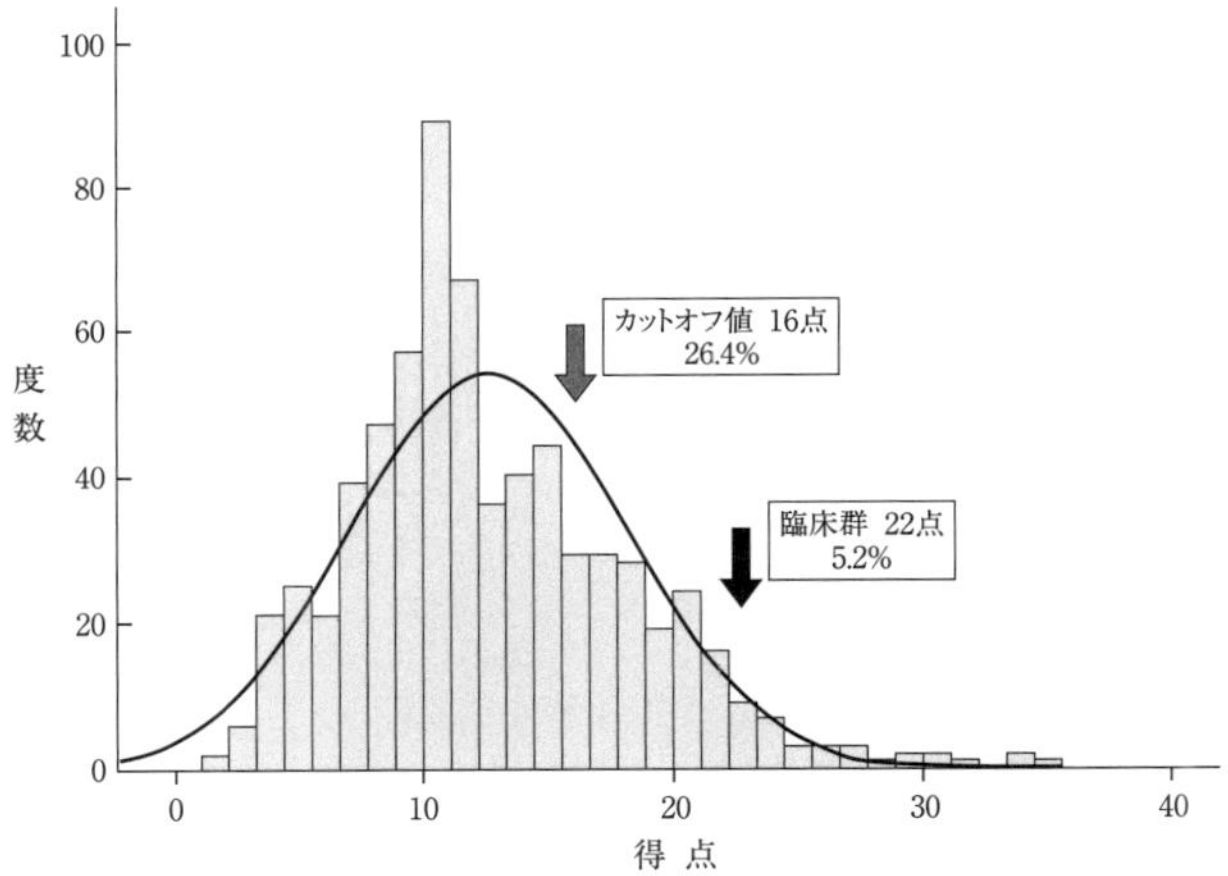

資料23　中学生のうつ尺度調査における得点分布

ります。うつ病になると、当然のことながら、QOL得点が低くなります。QOL調査の質問項目の中では、「身体的健康」「情緒的ウェルビーイング」そして「自尊感情」の項目が、抑うつ状態になると否定的にとらえられるため、得点が低くなります。

次の図は、ある公立の中学校でQOL尺度と、子ども版のうつ尺度調査（DSRS－C depression self-rating scale for children）を同時に行いその得点分布を示したものです。

最初の図（資料23）は中学生のうつ尺度の得点分布です。あくまで質問紙だけの結果ですが、得点が一六点以上の子どもの約二〇％がうつ病であったという研究報告があります。得点が一六点以上の子どもは二六・四％であ

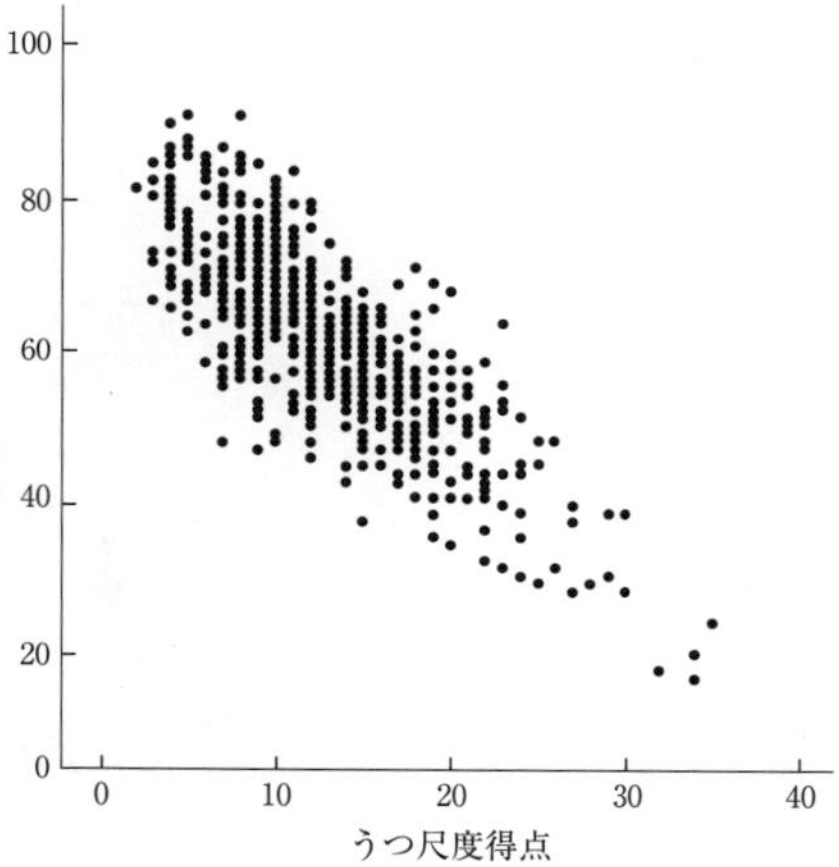

資料24　中学生のQOL得点とうつ尺度得点の相関性

り、その二〇%は全体の約五・二%、得点では二二点以上に該当します。我々の調査から推測すると、約五%の中学生がうつ病の可能性がある、ということになります。この数字は一般的な認識よりかなり高く、危惧すべき状態であると思います。

上の図（資料24）はQOL得点とうつ尺度の得点の相関性です。強い負の相関関係がみられました。すなわち、QOL得点が低いほど、抑うつが高いということです。

前の章でも述べましたが、大人が、子どもたちの抑うつ、不安などの内面的な問題に気づくことはそう簡単ではありません。行動に表れたり、身体的な疾患として表れる異常とは違い、内面的な問題は子どもたち自身が言葉で表現してくれないかぎり、なかなか気づかれないからです。つらい、心配だ、ということはなかなか口にしませんし、また、口に出したとしても、大人はつい、受け流してしまいがちです。

子どもが例えば「疲れた」といっても、大人に比べたら大したことをしていないし、気まぐれに言っているだけではないか、と受け止められることがせいぜいです。また、「不安だ」というたぐいのことを口にしても、「どうしてなの？」などと問いつめられると、子どもたち自身もそれ以上は相談しにくくなってしまうことも多いのです。

しかし、我々の調査で使用したような簡単な質問にとりあえず答えてもらうことで、子どもたちのこれらの内面的な問題に気づくきっかけとなりうると言えます。

子ども自身が「うつ」と認識していることはほとんどありませんが、日常使用する言葉の中に、その症状を示唆する表現があります。「よく眠れない」「食べたくない」「お腹が痛い」「寝ても疲れがとれない」「だるい」「どっちでもよい」「どうせ……」などです。「ふつう」「べつに」「びみょう」などの表現も決していい状態を意味するものではありません。

また、子どもの場合は、抑うつが強いといらいらして周囲から見ると攻撃的な言動をすることもあります。「うざい」「いらいらする」「むかつく」などの表現も、抑うつ状態を表現している可能性もあります。

一般に、抑うつの強い子どもは、幼少期から神経質な性格であったり、幼児期の養育の問題やトラウマ体験を持っている傾向があります。しかし抑うつが明らかになるのは、一〇歳頃の対人関係のつまずきが契機になることが多く、自尊感情が落ち込んだ状況が長く続くことが特徴です。繰り返しになりますが、小学校の四年生ぐらいというのは、中学年の安定した時期であまり問題の起こりやすい年頃ではない、ととらえられていることが多いと思いますが、じつは一〇歳ぐらいというのは、自尊感情の側面からみると、サポートの契機としては非常に重要な時期だと言えます。

6　自傷行為と自尊感情

自傷行為は思春期に出現することが多く、わが国では平均一四歳前後と言われています。しかし、自傷行為のみでは医療機関を受診しないことも少なくないため、実態の把握は容易ではありません。最近では中学・高校生で自傷行為を経験した生徒が増加していることが指摘されていますが、何らかのトラウマ体験と低い自尊感情が背景にあることが推測されています。

自傷行為がみられるのは手首が最も多く、「リストカット」と呼ばれますが（「リスカ」と短縮して呼ばれたりもする）、自傷は手首にみられるとは限りません。

またリストカットは女性に多いと言われてきましたが、自傷全体で見ると男性、女性の間に差はないとも言われています。自傷に関してははっきりとした定義がありませんが、意図的に自らの身体を傷つける行動と考えて下さい。

自傷行為を行う子どもにはいくつかの特徴があります。

まず、身体的虐待の経験が高いことが報告されています。親はしつけと称していても、子どもや周囲の人間からみれば、虐待としか考えられない場合もあります。また、自傷を行う子どもは、虐待に限らず、暴力場面を目撃したり、いじめや暴力の被害を受けた経験が多いとも報告されています。

それらの葛藤から逃れようと、早期に飲酒、喫煙、市販薬や違法薬物使用が認められる傾向もあります。また拒食や過食などの摂食障害を伴うことも多く、服薬治療を受けると、薬物を一度に大量に飲む傾向があることにも注意しなければいけません。

臨床的には、男の子の場合は女の子より重症な外傷体験が存在する可能性がありそうです。また男の子の場合は、多くは他者に関しても衝動的な行動を見せることが多いようです。思春期以前の早期に始まるほど、外傷体験が重症であると思われます。

自傷を止めたいと思っていても、自傷によって気分が晴れるため繰り返すことが多くなります。繰り返すことが多いほど、自殺に至る危険性が高くなります。自殺の危険性は、自傷行為を起こさない人に比べると遥かに高いと言われているので、自傷行為を行う子どもは常に自殺の危険性を念頭に置かなければなりません。

彼らの自尊感情はやはり低く、自分の感情を言葉にして表現することが苦手であり、言葉や他の行動でストレスを発散できないことが多いものです。また思春期までに自分を理解してくれる大人に巡り会うことができず、唯一、自傷行為によって気分を晴らすことで、低下した自尊感情を高めようとしているととらえられます。注目を浴びたい、という思いがこうした形をとることもあるようです。

自傷行為を非難したり、また反対に無視したりすることでは、決して問題は解決しません。さまざまな要因により低下した（低下しきったと言ったほうが適切かもしれません）自尊感情を高めることができるように、彼らの存在を認め、長い目で彼らの生き様をサポートすることが必要でしょう。

子どもたちは、やりたくてやっているわけではなく、言葉で止めてもなかなかやめられるものではありません。やめなさい、と言葉でいうことも、もちろん言わざるを得ないこともありますが、それ以上に、背景にある自尊感情の低さや葛藤というものを理解してあげる、つらさをわかってあげる、そして存在をあるがままに認め、見守る姿勢を保つということが重要だと思います。

7　自殺と自尊感情

わが国の成人の自殺は、先進国の中では決して低い方ではありません。また、自殺は一〇代の子どもの死亡原因として、不慮の事故についで第二位を占めています。すなわち、一〇歳以上では、どの病気で亡くなる子どもたちよりも多いということになります。

しかし、自殺に対して連携した対応はとられていません。

一〇歳の子どもは、完全に自殺の意味や目的を理解しているとされますし、また、一〇歳より小さな子どもにおいても自殺を遂行したという報告もあります。子どもは自殺をしようと思い、実際に自殺をする危険性があるのだ、ということをまずは認識すべきでしょう。

前の5項で子どもたちのうつ尺度調査について述べました。その質問項目に「生きていくのはつらいことだと思う」というものがあります。

この項目の英語の原文は、「生きていても仕方がないと思う」という表現ですが、学校の先生方からの意見を受けて、表現を修正しました。この項目は、要するに自殺念慮があるかどうかを問うものですが、小学校六年生で四％、中学生で五％が、いつもそう思うと答えています。

これは海外の報告や、わが国で行われた北海道大学の傳田健三先生の報告と大きな差があるわけではありませんが、危惧すべきデータであると思います。

自殺を考える人のほとんどが、何らかの精神障害を抱えており、しかも無治療であったり有効な支援を受けていないと指摘されています。なかでもうつ病は重要です。感情が障害される病気ですので同時に認識に歪みが出てきます。自殺願望は、歪曲され、非現実的で、否定的な思考から生じていますので、これを治す必要があると言えます。

自殺の危険因子としては、精神障害に罹患している、自殺未遂の既往、自殺の家族歴がある、被虐待歴がある、成人ではアルコールなどの薬物依存がある、孤独や引きこもり状態、具体的な計画や準備を公言する、絶望感、などが指摘されています。

精神障害は、うつ病と統合失調症が代表的なものです。アルコールなどの薬物依存状態では、理性的な思考が障害されることにより衝動行為に走りやすいと言えます。絶望感は、うつ病の人と自殺を結びつける重要なコンセプトであると言われています。

重要なことはこれらの危険因子が、同一の人に重なってあらわれやすく、相乗的に自殺の危険性を高くすることです。また、近年の自殺の報道や、自殺に関連したネット情報も、自殺の危険を増す可能性があり注意が必要です。

自殺することは良くないことであり、そもそも恐ろしいことだ、というのは、正常の思考が可能であれば誰でも認識しています。しかし自殺を考える人は、「自分は生きている価値のない人間だ」「将来に何の希望もない」などといった、認知の歪曲と危険な確信を持っていると理解することが必要です。これは自尊感情の中で、自分に対しての否定的な感情が、修正できないほど高まっているということです。

自殺を防ぐためには、その人の歪んだ認識のもとで行う危険な判断や行動を先延ばしにし、急がないことです。その間に生き延びることを周囲の人々がサポートしていくことが重要です。

子どもの場合には、大人に比べると数自体が少ないので、対処についてあまりとりあげられることがありませんが、リストカットなどの自傷行為があったり、自殺したいというような言葉をほのめかすようなときには、受け流さないで、専門家に相談することが重要です。

子どもは時に、「死にたい」などと口にすることはあります。親はびっくりしますし、何を言っているのだと否定したくなりますが、そのような言動がある場合には、軽く受け流さないで、注意して見守る必要があります。ＳＯＳのサインと受け止めて、場合によっては専門家につなぐことも必要です。

しかし、専門家にはつながりにくいのが実情です。親子に葛藤があることも多いですから、下手したら火に油で、「そんなに死にたかったら勝手にしろ」というような感じで、売り言葉に買い言葉で喧嘩になってしまうことも多いと思います。それが親子の間では難しいところです。

医療機関につながる前に、自殺行動を起こすことも多いと思いますが、ぜひ、問題を一箇所で抱えずに、いろいろな人や機関につなげていく仕組みが作られるようになってほしいとおもいます。

8　慢性疾患を抱える子ども

次に、精神面の問題ではなく、身体的な慢性疾患を抱える子どもと自尊感情についての調査について、紹介します。

私たちは、小学生版ＱＯＬ尺度調査を、ぜんそくとてんかん（発作的に筋肉のけいれんあるいは意識の変化が起こる脳神経の慢性疾患）の子ども、およびその保護者に行いました。そして特別な慢性の病気を持たない子どもとその親の評価と比較しました。

その結果、ぜんそく・てんかんともに、子どものＱＯＬの方は慢性疾患のない子どもと差がありませんでした。ところが、親の方は、子どもに慢性疾患がある場合には自分の子どものＱＯＬを低く評価していました。

この結果からいくつかのことが推測されます。一つは、前にも述べたように、慢性疾患を持たない子ども全体のＱＯＬが低い傾向にあり、そのため慢性疾患を抱える子のＱＯＬと差が出なかったという可能性があるかと思います。第２章でも述べましたが、低いＱＯＬを当たり前と判断してしまうと、多少それよりも低くても変化がないと統計的には判断してしまうからです。

例えば一〇〇点満点のテストで、平均点が三五点であれば、二七点の子どもは特別点数が低いとは判断されません。むしろ問題が難しすぎるという判断でしょう。ところが問題をもう少し簡単にした場合、平均点が六〇点に上がったとしても、二七点だった子どもの点数は、あまり変わらない可能性も残るのです。このように、質問の仕方を変えれば差が出る可能性もあるということです。

もう一つの推測は、慢性疾患の子どもの親は、自分の子どもをかわいそうに思う反面、子どもはそれほど気にしていないということです。その要因としては、慢性疾患のある子どもは、病院に定期的に通っていますが、そこで信頼のおける主治医にいろいろなことを相談できます。病気そのもののことだけでなく、学業、友人関係についても相談できるので、仮に身体的な不調を感じていても、精神的な面で、サポートしてくれる人の存在を常に感じ続けることができます。このため、慢性疾患のない子どもとQOL全体としては差がない可能性があるのではないかと考えられます。

ある研究者の意見では、糖尿病や内分泌の病気をもつ子どもに、QOLに関する質問をした場合、学校で行うよりも病院で行った方が、よい答えを出す傾向にあるということです。慢性疾患を持つ子どもは、病院を、痛い処置があり怖いところというイメージばかりを持っているのではなく、学校よりも精神面の問題を相談しやすい場所だと思っているのかもしれません（小児医療にたずさわっている身としては嬉しい意見だと思います）。

慢性疾患のある子どもの親は、子どもをかわいそうに思っている傾向は確かにあります。

このため、子どもに過保護になったり、過剰に干渉したりすると、かえって子どもにとっては自尊感情を傷つけられる可能性がある、ということも忘れてはなりません。むやみな同情は、サポートにつながらないことがあるのです。

障害のある子のきょうだいも、「かわいそうに」などと言われると、余計なお世話だ、というふうに感じるとはよく言います。かといって、たまには爆発したいときもある、という本音もあります。例えば、お兄ちゃんが肢体不自由の場合だと、下の子はすごくしっかりしているのだけれど、がまんにがまんを重ねて爆発することもあるし、その逆に、みんなから「かわいそうに」というふうに扱われると、「自分はそんなことはない、うるさいな」と思ってしまう、という、相反する気持ちを抱えているようです。

結局は、その子の病気をあるがままに認めてあげること、そしてその親のことも、またきょうだいのことも、そのままに認めてあげる、ということにつきるように思います。

9　人格障害と自尊感情

私は小児科医として子どもの心の診療を行ってきましたので、「人格障害」という診断名は、ほとんど使用したことがありません。なぜなら人格の形成途上にある子どもに、この診断名を簡単に用いることはできないからです。

しかし、子どもたちの家庭や社会の環境が悪ければ、人格形成に多大な悪影響を及ぼしますので、子どもの時の生育環境とその後の人格障害は関連が大きいと言えます。人格障害は自分の内面の認識に歪みがあることであると考えれば、自尊感情にも大きな影響が出てきますし、小児期にその傾向が見られる子どもも少なくないと思います。

人格障害の人の中には、自尊感情が高いまま、変化しない人が存在するかもしれません。自信をずっと持ち続けており、悪いことは他人のせいにし、「自分は絶対に正しい、否定されることはない」という信念を持つため、こういった人とは議論にならないこともあります。しかし、その人の意見を否定することは無意味です。このような人の場合、周囲の人にさまざまな影響を及ぼしますが、振り回されることなく精神的には距離をおかなければなりません。あまり親密でなければお付き合いはほどほど程度にできるのですが、身近な人間の場合には大変です。

ふつう自尊感情はさまざまな状況で変化しますが、人格障害のある人の自尊感情は、その状況を考慮しても、予想できないほど激しく変化したり、あるいはまったく変化しなかったり（常に高いまま）、というパターンをとることになるでしょう。

10　リスクファクター（危険因子）の重なり合い

最近は、メタボリック症候群が広く認識されるようになりました。内臓肥満がある成人で、同時に高血圧や高血糖などがあると、さまざまな生活習慣病に罹患するリスクが高くなるということです。内臓肥満のある人はそれぞれのリスクファクターを併せ持ちやすいので、生活習慣を変える必要があるとされています。

同様に、自殺の場合も複数の要因を併せ持つと危険度が増し、また、それぞれの要因は常に重なりやすいということを先ほど述べました。

自尊感情の場合はどうでしょうか。

自尊感情が下がる要因としても、さまざまな要因が関係します。虐待を受けたこと、いじめを受けたこと、引きこもり状態、うつ病、自傷行為、自殺企図などですが、これらもお互いに重なりやすく、また重なれば重なるほどお互いの危険因子を増すということになります。支援をする立場の人は、このことを理解しておく必要があります。

例えば自傷行為のある人に接する場合、自殺の考えを持っているか、虐待を受けたこと、いじめにあったことはないのか、たばこやアルコールその他の薬物の依存はないのか、などを確認し、その重なり合いがあるほど厚い支援を必要とするという認識を持つべきでしょう。

またリスクファクターだけでなく、逆にそれが起きにくくする要因（補償因子）を提供することも重要です。その中でも、自分を理解してくれる人間との巡り会いが重要です。巡り会う人の言動が、危険因子にもなるし補償因子にもなりうるのです。

少なくとも支援する立場の人が、被支援者を追い込むような言動は危険因子となりうることを認識し、その人にとってよい補償因子となれるように努めなければなりません。

第6章　学校現場で子どもの心の問題をサポートする

前にも述べましたが、私は、学校で子どもの抱える問題について、スクールカウンセラー経由で相談を受けたり、また実際に学校にうかがって子どもの様子の相談を受けることもあります。

学校は、子どもが一定の時間集団で過ごす場所であり、子どもの心の問題に気づきやすい場所です。とはいえ、学校で先生が子どもの問題に気づいていながら、誰に相談してよいかわからないことや、あるいは必ずしも子どもにとってよい関わりができていないこともあります。

この章では、最近関わった学校での事例をいくつか紹介することで、学校で気づくことのある子どもの心の問題について、その対応の仕方を紹介したいと思います。

これらの事例は、担任、養護の先生、あるいはスクールカウンセラーや教育相談機関の人が、子どもの異変に気づいて、私のところに紹介してきたものです。紹介とはいっても、医療機関での診察という形式をとっています。通常は、専門外来での初診は、開業の先生など他の医療機関からの紹介がほとんどですが、ここでは学校からの紹介の事例です。このように、場合によっては、高度医療機関への敷居を低くすることも必要と思っています。

なお、事例は個人情報保護のため、複数の事例をまとめて一つにする、登場人物の構成や学年を変える、などの修正を行っていますので、ご了承下さい。

これらの事例を通して、学校で臨床的な問題に対応するにはどうしたらよいか、また後半では学校教育に対する私見も述べてみました。

1　虐待の事例

中学校一年生の女の子です。学校から、不登校気味で、通ってきても学校を抜け出してしまう子どもの相談をしたいという話を受けました。学校の先生の話では、もともとはおとなしい子どもで、友人も少ないということでした。中学入学後、授業を抜け出すことがしばしばあり、そのまま繁華街に出る行動もありました。学校関係者が教育相談機関に相談したところ、発達障害ではないかと指摘されていたということです。

女の子の家族は、医療機関に一緒に行くことはできないと答えたものの、スクールカウンセラーが付き添って本人が医療機関を受診することは承諾しました。受診してきたときに、この生徒には中学生版QOL尺度を施行しました。その結果を示します（資料25）。

QOL総得点	30.2
身体的健康	31.3
情動的 ウェルビーイング	43.8
自尊感情	12.5
家　族	0
友だち	62.5
学　校	31.3

資料25　被虐待児（中1・女子）のQOL調査得点

QOL総得点（すなわち生活の満足度）はやはり低い結果がでました。特に目立ったのは、「家族」の項目の得点が〇という結果です。「家庭ではいつもけんかをしている」「やりたいことはまったくやらせてもらえない」。この子の冷たい家庭背景が浮かんできます。「身体的健康」「自尊感情」「学校」の項目も低く、六領域の中では「友だち」が最も高いという特徴のある結果でした。

このことから、家庭の様子について尋ねてみました。最初は発言を躊躇《ちゅうちょ》していた女の子でしたが、まもなく自分の生い立ちについて話を始めました。

小さい頃から、父親から身体的虐待を受けており、母親はそれを見ても助けてくれないばかりか、食事を作らず、家にもいないことが多く、まともに面倒をみてくれたことがない、と語りました。

自分自身も、いけないこととはわかっていても動物をいじめてしまう、自分自身がいやになる、自分は価値のない人間である、と述べていました。話で聞いても、自尊感情の低い子どもでした。

スクールカウンセラーの方も、この子の発言を聞いてようやく全てを理解しました。この子は発達障害があるわけでもなく、非行に走っているわけでもなく、家庭で父親からは虐待、母親からはネグレクトを受けていることが問題なのですが、学校で観察すると、この子の非行と不登校だけが目立っているということになります。

このように、学校での原因のわからない問題行動の陰に、冷たい家庭背景を抱えていることは決してまれではありません。虐待を受けている子どもは、集団生活の場では、多動であったり、逸脱行為時に非行に走ることもあります。家族背景に十分に注意する必要があるでしょう。

このような場合は教育という枠の中だけで支援することは困難であり、家族への積極的な対策が必要であると説明しました。スクールカウンセラーは家族へ連絡を取りましたが、学校へ親が足を運ぶことはありませんでした。この子どもへの虐待は持続することが予想され、緊急に児童相談所に虐待の通告をすることとなりました。

２　いじめの事例

小学校五年生の女の子です。いじめのため登校をしぶるということで、学校の先生から紹介を受けて、母親と二人で受診してきました。その子からの話です。

その子の教室では「学級崩壊」が起きており、担任は子どもたちどうしのけんかの仲裁で教室にいないことも多く、教室内の細かいことに気づくことができませんでした。そんな中で、その子の隣の席の女の子（Ｚちゃん）が激しいいじめを受けていました。

ある時、Ｚちゃんの提出すべき宿題のプリントがくしゃくしゃに丸められてしまいました。

かわいそうに思ったその子がプリントを元にもどしてあげたところ、いじめの加害者である二人の男の子が、その女の子の頭を叩きました。Zちゃんは隣で怯《おび》えて目を伏せて小刻みにふるえていたということです。

その子は、学校では目の前でいじめが行われていて、さらにいじめを止めるということはせずにいじめられているZちゃんを助けようとしただけなのに、自分自身もいじめられてしまった、学校が怖い、と話してくれました。

隣の席のZちゃんも不登校傾向になっており、また受診した女の子も自分がいじめられることを恐れて不登校気味になっていました。女の子は、いじめられているクラスメートを助けることができないこと、周囲の子どもがいじめを見ないふりをするのがつらくて学校に行けない、と声を詰まらせていました。

学校側はいじめがあることは認識していましたが、具体的な対策がとれない状態にあると思われました。そこで私は、女の子の母親に、女の子自身は無理に登校させる必要はないことを話し、また、いじめっ子自身が家庭環境に問題がある可能性が高く、スクールカウンセラーに相談する必要があることをその子の母親から担任に伝言してもらいました。

このケースに限らず、いじめられている子どもだけではなく、いじめている子を含めた周囲の子もカウンセリングが必要なことが少なくありません。実際、このケースでも、いじめている男の子は家庭での養育に問題があり、特にそのうちの一人は、家庭内で時に暴力をふるわれていることが、その男の子の母親から伝わってきました。このような子どもへの対応は学校だけでは困難で、児童相談所など学外の機関の協力が必要です。

先にも述べましたが、いじめや虐待を受けている子どもは、その子自身の低下した自尊感情を回復するために、より弱い者にその抑圧された気持ちを向けることがあります。ですから、いじめの解決のためには、いじめを行っている子自身の自尊感情にも目を向ける必要があるのです。

いじめには毅然とした対応が必要ですが、それでもいじめがなくならない時もあります。この事例は学級崩壊があり、担任や学校関係者もその対応に追われていました。学校でできることにも限界があります。このケースのように、いじめっ子が家庭で虐待を受けていること、またいじめが常習化し、いじめを仲裁する子もいじめられてしまうような状況は、教育的な指導の範囲を超えています。

このような事例では、私は学校関係者に連絡をとり、子どもの受診日に合わせて学校関係者にも病院に来てもらい、状況を確認し、虐待されている子どもの相談と併せて児童相談所や、警察、福祉事務所などに対応を相談することも念頭に置くべきであると考えています。

3　発達障害の事例

小学校六年生の男の子です。学校医から、集団生活に入れない、多動性と不注意が目立ち、通常学級では授業についていけない、ということで相談・紹介されました。

さらに、学校医が家族に、特別支援学級の可能性を説明するも、父親が通常学級への在籍にこだわっており、受診にもよい返事がなかったのですが、母親と本人が医療機関を受診することは父親も承諾しました。

家族の承諾を得て、担任の先生も、母親と共に受診しました。

授業中のこの児童の様子は、教室の中を歩きまわり、授業に集中できず、また他生徒へ話しかけたり背中を叩いたりするなどの妨害も見られるということでした。担任の先生の話では、このような行動のため本人自身もいじめに遭うなどで悩んでいるということでした。

このような多動や不注意自体は小学校入学時から見られていましたが、低学年のうちは同級生とは仲良くやっていたようです。しかし小学校五年生ごろになると同級生が、からかったり故意にこの子を刺激するようなことがたびたび起こるようになったということです。

この児童は注意欠陥多動性障害（ＡＤＨＤ）がある可能性が考えられます。小学校低学年であれば、クラスの環境を整えることで多動は改善することも少なくありませんが、高学年まで持続すると、対応が難しくなることが増えてきます。

この子の父親は、やはり通常学級への在籍にこだわりがあり、当初ＡＤＨＤという診断名を受け入れようとしませんでした。そのため父親には、ＡＤＨＤの診断はレッテル貼りではなく、その子のためによい学習環境を作るためにも必要だと説明しました。

我々の診断を伝えることで、学校では授業中にこの児童のために補助のスタッフをつけるという協力を得ることができました。この子の席は、担任の先生の目が届きやすくまた周囲の子どもの行動が目に入りにくい、いちばん前にするように指示しました。

これらのサポートの結果、この子の不注意多動は改善し、通常の教室で授業を受けることも可能となりました。

この児童はＡＤＨＤと診断されましたが、多動や不注意は年齢とともに目立たなくなることが一般的です。しかし一方で障害に気づかれなかったり、周囲の知識や理解が乏しいため、厳しくしかられ自信をなくしたり、反抗的になったり、同級生からいじめられていやな思いを持つことで学校や社会生活に不適応を起こすことがあります。不適応をきたした子どものサポートは難しくなりますので、早めの診断や対応が必要と言えます。

前章でも述べましたが、発達障害がある場合には、自尊感情を低くしないような働きかけが重要です。親も周囲も育てにくさを抱えていますが、障害がわかりにくいため、より厳しく接してしまうことで、本人が自分を否定的にとらえてしまうことが起こりやすいからです。

4　こだわりの強い子の事例

小学校五年生の男の子です。仮にこの子をX君としましょう。クラスの他の児童へ乱暴をする、授業に参加できない、音声チック（うっ、うっ、などの発語を発作的に繰り返す）が出現した、ということで、学校の養護の先生から紹介がありました。

X君は小さいときからこだわりが強く、学校の中で整理整頓をきちんとしないと気が済まないようなところがありました。何回も数を確認することもあり、一人遊びが目立っていましたが、小学校三年まではそれでも特に問題はなかったということです。

小学四年でクラスと担任の変更があり、九月頃より、パンツを脱いで皆の前で踊ったり、跳び箱の中にずっと隠れていたり、つばを至る所に吐いたりするなど異様な行動が見られるようになりました。担任の先生がX君に尋ねると、同級のY君が命令したと答えたため、X君とY君を呼んで仲良くするように助言しました。

しかしその後X君にチック症状が出現しました。担任の先生は校長や生徒指導の先生と相談し、スクールカウンセラーに対応を依頼しましたが、X君の異常な行動は変わらないため、X君の家族は、学校の先生から医療機関での相談を促されました。

私のところへ受診してきたX君の母親は、「家ではおかしい様子はない。いじめを受けたためおかしくなった。ところが学校ではＡＤＨＤの可能性があるのでスクールカウンセラーに相談するようにと言われて不快に思った」と語っていました。

学校でX君は、最近は傘立ての傘が真っ直ぐ立っていないのが気になるということで、傘を一本一本立て直しているなどの行動も新たに見られるということでした。

X君に直接話を聞くと、やはりY君が命令すると答えました。そこで養護の先生に相談して、同級のY君について、家庭での様子を含めて確認してもらいました。

すると、Y君の生い立ちにさまざまな問題があることがわかりました。またY君自身もスクールカウンセラーや教育相談機関に通っていたことがあり、そちらの情報も確認したことで、以下のことがわかりました。

Y君の両親は、Y君が生まれてまもなく離婚し、母親はY君が四歳の時に、婚姻関係のない男性と同居をはじめました。Y君はその男性から、しつけと称して暴力を受けていました。この体験がY君にとって心的外傷体験となったと思われます。

Y君は保育園では集団になじめず、他の保育園児の首を絞めるなどの行動があり、問題児として扱われていました。小学校入学後、同居の男性からの暴力は減ったようでしたが、学校ではやはり授業中に歩きまわったり、集団行動ができなかったり、同級生への暴言があるなどの問題が指摘されていました。

整理してお話ししましょう。

相談にきたX君はもともと強迫傾向（自分自身でこだわりすぎで不合理だとはわかっていてもやめられない習癖）がありましたが、Y君からいじめを受けたストレスでこだわりがさらに強くなり、先に述べたような問題行動が出現しました。強迫傾向が強まって、時に衝動的になっていたのです。

担任の先生の「仲良く」という指示はとうてい受け入れることができず、またY君の影響がおよび続ける中でのスクールカウンセラーのマニュアル的な対応は、効果がありませんでした。

一方、Ｙ君の方は、虐待行為を受け続けた外傷体験から、他の子どもをいじめるなどの問題行動があったわけです。

この場合も、Ｘ君のもともとあったこだわりがさらに強くなった背景には、Ｙ君の命令や暴力によるＸ君の自尊感情の低下があり、また、Ｙ君自身も虐待によって自分の抑圧された感情を他者にむけるという関係があります。

学校関係者にこのことを説明しましたが、Ｘ君およびＹ君の問題それぞれを、一機関、または一個人で対応しても問題解決は難しいと言えます。それゆえこのようなケースは、学校と医療機関、教育相談機関で連携をとる必要があります。

具体的には、Ｙ君の衝動的な行為がＸ君に及ばないようにクラスを替える、副担任をつけるなどの協力を要請しました。Ｘ君の問題行動は改善していきました。

一方のＹ君の方は、被虐待児であるため、児童相談所に連絡をとり家族のサポートを相談すること、Ｙ君自身にはスクールカウンセラーが対応することを提言しました。

5　摂食障害の事例

中学校三年生の女の子です。不登校気味で、突然泣き出すなどの情緒不安定や、体重が急に減るなどの症状が出てきたということで、学校の養護の先生から相談があり、家族と本人が受診しました。

もともと完全主義で几帳面な傾向がありましたが、中学二年の時の担任の先生と折り合いが悪く、勉強しなくなったため、成績が低下しました。本人は、親とも仲が悪く、誰にも相談できないということでした。

家族の承諾の上で、養護の先生も付き添って相談にきました。まずは家族は診察室の外で待ってもらうことにして、本人の話を聞きました。

本人は「家庭も学校もつまらない。教師は校則を言うだけで気持ちを理解してくれない。イライラしてものを食べられなくなった。一カ月で五キロ体重が減ったが、体重が減ることが快感に思える。食事をとらないと家族からも叱られて、さらに反発したくなった。些細なことで腹が立つし、急に悲しくなって泣きたくなる。結局、担任にも親にも気持ちを打ち明けられないし、イラついて一気にたくさん食べてしまい、その後吐いてしまう。誰も自分のことを理解してくれないし、将来が全く見えない」と語りました。

本人には「焦らず、頑張りすぎる必要はない。少し休養をとってゆっくり考える。目標は、大人になって自立すること」と助言しました。

本人が、唯一信頼できるのは養護の先生だと答えたので、その先生を通じて、家族と学校に「本人は依存対象がなく居場所がない状態である。校則を前面に出し過ぎず、学校で話を聞く立場の先生が必要である」と伝えました。さらに、家族に対しては、継続的に医療機関を受診すること、学校、家族、医療機関と連絡をとりあうことを促しました。

本人は自尊感情が低く、不登校への罪責感も強く、そのことで自身の将来をすべて否定された気持ちになり、ヤケになって、もうどうでも良い、と考えてしまう状況でした。摂食障害が重症であることをまず本人に認識させるためにも、自尊感情を高める必要があります。摂食障害が時に死に至る病気であることを伝え、そして、あなたのことは、どうでもよくはない、ということを感じさせて、治療のコースにのせる必要があります。

細かい校則に無理に従わせることや、家庭での叱責はますます自尊感情を低下させてしまいます。親に対しては、しばらくは細かいことは注意せずに見守ることや、摂食障害を克服するのには長い時間がかかるが一喜一憂しないことを、本人には、信頼できる先生に話を聞いてもらうこと、自分を認め、焦らないこと、自分自身を愛し大切にすることなどを話しました。

本人は徐々に、教師や医師に本音を話すようになってきました。体重は以前の状態までは戻っていませんが、徐々に成績も上がってきて、受験勉強を始めることができるようになっています。

6　診察室と学校とのやりとりから見えてくる子どもの現況

学校は、子どもたちが一定の時間、集団で生活をする場所です。そのような場所でありながら、従来学校は、学校関係者にほぼすべての対応がゆだねられ、学校関係者が認めなければ関係者以外が立ち入ることはできませんでした。学校関係者が学校を自分たちの聖域と考え、部外者の立ち入りを好まなかったり、学校で発見された問題を他機関に伝えることは個人情報の保護上問題であると考えたりしていたため、子どもの精神面や行動面の対策が進んでいるとは言えませんでした。

しかし近年学校で起こっているさまざまな問題は、学校関係者だけで解決することが困難なことが少なくありません。たとえば、虐待、いじめ、発達障害のある子どもへの対応、無理な要求をしてくる保護者の問題などです。これらの問題は、対応が遅れたことが後でわかると、隠蔽《いんぺい》体質などと厳しい批判にさらされかねません。

家族が子どもたちをつれて医療機関を受診してくるまでに、子どもの心の問題がこじれていくことが少なくありません。学校では、前項までの例に見るように、子どもの精神面や行動面の問題に早期に気づくことができます。しかしその後の学校と医療機関の連携がとれているとは言えず、この点についてはいちはやく改善することが必要だと思います。

私は、首都圏のある自治体の教育相談機関へ専門的なアドバイスを行っていますが、やはり早急に直接医療機関を受診すべき事例も少なくありませんので、迅速な受診ができるよう事例会議の開催を促しています。

特に小学校の授業中には、家庭や医療機関では現れない子どもの行動がみられるため、問題がわかることがあります。授業中に教室を歩き回る子ども、先生の指示に従えない子ども——これらは学校教育だけの問題ではなく、家庭教育や子どもの精神病理の問題も含んでいます。

学校の先生方は、そのような子どもに気づいていても、どうしてよいかわからないことも少なくありません。先生方から相談を受けることで、我々も、子どもの問題に家族が対応できなくなる前に、学校関係者からの指摘で子どもの心の問題に気づくことができます。

私が見た範囲からの指摘になりますが、学校現場の子どもたちの現状を少し整理して見てみましょう。

まず、学校の先生が気になる児童・生徒は、圧倒的に男の子が多いようです。男の子は、特に行動面の問題を起こしやすいことは事実ですし、発達障害など精神神経学的問題は男の子に現れやすいと言えます。

一方、プライドを保って最後まで踏ん張りがきくのは女の子のほうです。男の子は、無頓着のようでいて、崩れるともろいものです。

しかし、前章でもお話しした「うつ病」は、どちらかというと女の子にみられやすいものです。また、多くの調査で、女の子の方が自尊感情が低いという共通の結果が得られています。高学年になると月経の周期で気分が沈むこともあります。さらに現在でも、女の子の方が女らしくするように我慢を強いられることが多いという環境的な要因もあると思います。

総じて女の子の方が男の子よりも、心の悩みに気づかれにくく、一人で悩んでいることが多いと思われます。そうした女の子のSOSのサインを見逃さないようにしてほしいと思います。

総論として、現場の学校関係者の持っている意見を以下のような点にまとめることができます。

①現在の義務教育の中で生徒数三〇～四〇人の学級経営は、担任一人では限界を感じている。

②担任は、私語が多い、立ち歩く、授業妨害をする、不注意・多動の傾向がある、などの種々の子どもの対応に苦慮している。一方で、授業が成立しないことについての保護者や学校管理者からのプレッシャーを感じ焦燥感を持っている。

③発達障害と思われる子どもが多いが、担任は、誰に相談したらよいか、この障害への理解をどのように深めていくか、保護者にどのように話すかを悩んでいる。

④行動面での問題のある子の中には、家庭の養育に問題を抱えていると思われる子どもも多い。しかし個人情報の問題などもあり、十分な家庭の情報は得られず、虐待の早期発見やその対応のために苦慮している。

⑤いわゆるモンスターペアレントと呼ばれる好訴的な保護者への対応に苦慮している。また各方面からの強い要求があり、担任は心身ともに余裕がない。
⑥相談機関（医療機関）へつなげる必要性は感じているが、どのように、どこに紹介するかがわからない。
⑦一部の担任は、一部の子どもたちと同様に「疲弊」している状態にある。極端に言えば学校全体が「慢性疲労状態」にあるとも言える。子ども、親もまた学校関係者も、自尊感情が保てない状況である。
⑧知的にさほど問題がないのに、人間関係の負担から特別支援学級（養護学級）への移籍、入学希望者が多くなっている。

つぎに、私自身が、これらの先生方の意見をふまえたうえで、臨床で接する子どもたちの診察での印象と合わせて、小学校や中学校の児童・生徒の現状・問題点を整理してみました。

①発達障害のある子どもが一クラスに二、三人在籍することがある。
②基本的生活習慣のできていない（朝食を食べない、早起きができないなど）子どもが多

い。

③授業妨害や、まったく参加の意思のない子どもたちの存在によって授業が成立していないことが少なくない。

④中には早急な心理・精神相談を必要とする子どもが存在する。うつや不安をかかえた子どもが低年齢化する傾向もあるようだ。

⑤家族背景に問題のある子どもが多数存在する。

⑥格差の広がり。個々の子どもたちだけでなく、クラス・学校間・地域での格差が目立っている。ただし成績が上位、あるいは有名な私立学校の児童・生徒も幸福感が少ない。

⑦自尊感情を保てていない子どもたちがほとんどである。

⑧強迫的性格（完全主義）の子どもが多く、些細なことで傷ついたり、学校に対してネガティブなイメージを抱いてしまう。

⑨対人関係の間の取り方がわからない。直接の会話を避ける傾向がありメールでのやりとりが目立つ。

これらのことが指摘できると思います。

特に目立つのは、小学校では、発達障害のある子どもと、過去および現在の不適切な養育環境で発達障害類似の行動特性を呈する子どもが多いことです。

また中学校では、自尊感情が低い子どもが多く、抑うつ的であり、何の希望も持てず将来を悲観している子どもが存在することです。

そして保護者の問題としては、子どものことにまったく無頓着な親と、過剰なほど権利意識が強い（一方で義務意識は非常に希薄なこともある）親が目立ちます。主観的と言われるかもしれませんが、やはり、このような親は、確実に増えていると感じます。一部の親の存在が先生の負担を増やすだけでなく、学級運営に負担をかけています。子どもたちが日中の大部分をすごす学校が、心身共に疲労する場所となってしまっていると感じられます。

7　授業が成立しないのはなぜか？

小学校で授業を成立させることが難しくなってきていますが、どうして容易ではないのでしょうか。第5章およびこの章の事例で述べた見解からも推測ができますが、それにいくつか追加して述べさせていただきたいと思います。

公立小中学校には、さまざまな家庭背景および学力の子どもたちがいます。小学校低学年では、生活習慣が全くできていない子ども、家庭での教育というよりはしつけがなされていない子どもが目につきます。

全体的な傾向として家庭の中の父親の影が薄くなっている（以前から薄いのかもしれませんが）印象があります。学校現場での子どもの様子を特に父親は理解できていないのです。診察室にやってきたお父さんも同じです。学校では子どもは元気であると過信していますが、多くの子どもたちは「慢性疲労状態」にあるように見えます。

また公立学校に在籍する子どもたちは、多様な家庭環境や価値観を背景にしており、学力にもばらつきがあります。前にも述べましたが、先生がすべての子どもにきめ細かく対応していると授業がなかなか成立しにくいということもあります。

一方、小学校三～四年生頃になると、自分の能力に限界を感じる子どもが増えてきます。このぐらいの年齢の子を診ていると、学校の勉強はやっても無意味だと考えるようになると、学習意欲がなくなってくるのがよくわかります。

このような子どもたちにとって、毎日、五〇分の授業を繰り返し受け続けることは苦痛です。第2章で述べたＱＯＬ尺度調査でも、「自尊感情」に次いで「学校」の評価が低くなっています。「授業が楽しかった」「勉強は簡単だった」と答える子どもは、小学校の高学年になってくると少数です。

このような中で授業を成立させるのは、教師の腕前も必要ですが、子どもたちの協力も必要です。つまらない授業、理解できない内容であっても、先生の話を遮《さえぎ》ったり、同級生にちょっかいを出したりすることなしに、協力してもらうことが必要です。

これは小学校、中学校に限ったことではありません。高校、専門学校、そして大学でも共通の問題です。

授業の内容がわからないのに五〇分間の授業をおとなしく受けることは苦痛です。我々大人のことを考えてみてもそうでしょう。興味のない話を、たとえ五〇分であっても真剣に聞くことは苦痛です。

しかしまともな大人であれば、居眠りをすることはあっても、講演を妨害することはないでしょう。気の毒ですが、現状では、子どもたちにも同様の対応を指導する必要があります。

大人はいくら自分がつまらないと思っていても、話を妨害することは決して行うべきではないとわかっています。子どもも同様に、その理屈は周知しています。しかし、担任の先生が、意図せずとも彼らの自尊感情を傷つけたり、あるいは周囲の子どもが意図的にけしかけたりすることで、彼らが結果的に授業を妨害してしまいます。

他方では、授業の内容が簡単すぎると感じる子ども、塾ですでに内容を習得済みの子どもたちも存在します。その子たちにとっても、またわかり切った内容を繰り返すのは苦痛でしょう。大人から見れば反復学習ということになりますが、十分に習得していることを何度も繰り返すのはやはり興味が持てないことです。反復すべきところは、十分に習得できていないところが中心であり、子どもによってもそれぞれその内容・段階がちがいます。

確かに、これまでもこのような、授業を聞かなくてもその内容を理解できる子どもたちは存在しました。しかしその子たちが授業の妨げをするようなことは少なかったものです。ところが、最近の公立小学校では、このようなできる子どもたちも授業を妨害することが増えてきています。私語が多く、友人にちょっかいを出すような子が、勉強がよくできている子であることが増えてきました。授業が成立するには、このように、理解が十分できているために授業が退屈な子どもの協力も必要なのです。

学校の先生の立場に立ってみれば、授業が成立しなくなると、一部の保護者がすぐに学校に不満を述べにやってきます。しかし、批判するだけで何ら協力しようとしない人も多く、その言動が教師の意欲をそぐ一因となっています。さらに、教育委員会からの細かな指示・

指導を頻回に受けたり、また指導要領の改訂に翻弄される日々が続いています。そうした状況が続くと、学校の先生自身が自信を喪失し自尊感情を保てなくなってしまいます。

また、前にも少し述べましたが、小学校の新任の先生は三、四年に配属されることが多いようです。小学校一年生は、学校に慣れていないため手がかかること、小学校五～六年は、思春期を迎えたり、受験や学力差などで対応にはある程度経験を要することがその理由だと思います。

しかし学校訪問を行うと、小学校三年生、四年生のクラス運営にさまざまな問題を抱えています。教師になりたいという情熱を持ち現場に採用されたまじめな新任の先生が、予想外の現場を見て、意欲をそがれ疲弊してしまうのももっともだと思わされます。大学を卒業したばかりの新任の先生に、そのような三、四年生を任せるのは、あまりに負担が大きいと感じています。

8　三〇人学級を現実に

うつ尺度の部分でご紹介した、前述の精神科医・村田豊久先生は、現在、教育と医学の会の会長でもあります。そしてパリの日本人学校の校医をした経験をふまえて、日本人学校が学級崩壊とは無縁である理由、および三〇人学級の実現について論文を書かれています。以下は村田先生の論文からの引用です。（『小児の精神と神経』四七巻四号、二四五～二五三ページ、二〇〇七年）

外国では日本の公立学校はつくれないそうだ。そこでパリでは、日本人会、日本企業の現地法人、生徒たちの保護者会、それに日本大使館の方々からなる、日本人学校設立運営理事会がつくられ、資金を出しあって私立の学校を作り、そこに全国の公立の小・中学校から選抜された先生方が三年契約で文部科学省から派遣されて、生徒の教育に携わるという形態になっている。私立の学校に、公務員の先生が出向いて教鞭をとるという学校体制である。校長先生はスポンサーの理事会メンバーや保護者への気配り、資金調達など、日本の公立学校長時代とは違った苦労があったようだ。しかし、教育委員会に毎度細かな指示、指導を受けることもなく、自分の教育愛、教育理念に基づく学校運営ができる楽しさを味わっておられるように見受けられた。

私は、外国の日本人学校でできることは、日本の小・中学校でもできるはずだと考えた。

そして、学校運営、学校管理のあり方を外国の日本人学校に近づけるという試みもなされていいのではないかと思う。地域住民の集まり、保護者会が、学校運営の組織をつくり、学校管理の主体となり、そこに公務員の先生が来て教育活動を行うというのも、一つの案かもしれない。今、地域社会でも地区の学校を自分たちの公共財ととらえる意識は薄れている。また、保護者のなかには学校にただ不満を述べ、批判するだけで、学校行事への協力などしない人が多く、先生たちの意欲をそぐ一因になっているといわれている。学校教育は、ただ教師だけでできるものではなく、地域社会、保護者が自分たちの子どもを一緒になって育てていこうという気運が起こらなくては、うまく進まない。それが可能となる学校運営、学校管理のあり方も関係者が議論していかなくてはならないと考える。

いろいろ示唆に富む意見です。日本人学校に派遣されることになった先生は優秀な先生だからうまくいくのでは、という意見もありますが、私はそれはさほど関係ないと思っています。

村田先生はまた、いくら先生が優秀でがんばっても、一クラス三〇人以上であれば必ずどこかでほころびが出て、ひいては子どもたちがまとまらず、先生は疲れ果てて身動きのできない状態に落ちていくと述べられています。

学校教育を教員に任せるだけではなく、地域の住民が関わっていくこと、そして、適切なクラス運営ができるように一クラス三〇人までとすることが、子どもの自尊感情をはぐくむためにも重要と私も思います。

学校は、子どもと学校関係者だけの特殊な空間ではなくて、子どもたちが生活し、人格を形成していく上での重要な場として、地域の中でもっと開かれていったほうがいいということです。保護者を中心とした地域住民が、学校側に不満を述べ、責任を押しつけるのではなく、学校側も住民側も連携をしていく方向に向かうべきだと思っています。

9　子どもたちが欲している教育を

国が描いている今後の教育に、無理はないでしょうか。

今後の日本をリードする、あるいは国際的な競争に耐えうる人材の教育や育成、という方針はわかるのですが、対象となるのは現実的には一握りの子どもたちにすぎないのではないかと思ってしまいます。大多数の子どもとその親は、現在の生活の維持や安定を求めるだけで精一杯のように思います。

一方で一握りの子どもたちは、公立の学校教育に頼ることなく、家庭での早期教育にはじまり、私立学校への入学を選択したり、塾などの民間の教育を受けることが当然のようになってしまいました。そうした親や子どもに選択される一部の学校は、国の掲げるのと同じような目標を掲げて邁進し努力しています。

次期の学習指導要領では公立小学校での「総合的な学習の時間」を大幅に減らし、算数や外国語などの授業が増える見通しとなっています。英語の授業を小学校五年生から始めるという案も現実のものとなってきました。文部科学省や教育再生会議のメンバーにもいろいろな意見があり、完全にまとまっていない状態であるにもかかわらず、外国語の教育は早期にという意見が押し通されたようです。

しかし子どもたちの能力はいろいろです。英語を早く学びたい子どもも当然いるでしょう。現実にはそのような子どもたちの多くは、国の決定を待つまでもなく、家庭あるいは民間で教育を受けています。

むしろその他の、運動をもっとがんばりたい子ども、絵を描くのが好きな子ども、もっと国語をきちんと勉強したいと考えている子どもなどに、その指導要領が妥当かどうか疑問です。オランダのようにとまでいかなくとも、一人一人が自分の能力を引き出すような教育を受ける権利があります。そうして自尊感情を高めるような教育こそが求められるのではないでしょうか。

先進諸国に比べても、日本のクラスはまだ人数が多すぎて適切であるとはいえません。ぎりぎりの人数であれば、次章で述べるような臨床教育学的問題に対応するのが難しいばかりか、習熟度別にクラスを編成することもできません。

第２章で述べたＱＯＬ尺度の調査結果でも、明らかに「学校」の領域の得点が低いことは、全体としては子どもが望まない知識教育を強要されている結果と考察することができます。

我々が調査を行った学校の中で、一部ですが、「学校」の領域の得点が高いクラスがあります。じつはその学校は偏差値の高い私立学校ではありません。ごく普通の公立学校です。

可能であれば今後、そのクラスでの授業風景を見たいと思っています。子どものニーズに合ったどのような指導が行われているか参考になりそうです。

第7章　社会・教育病理現象と自尊感情

前章までは、私の専門である児童精神医療の現場における自尊感情の視点、および学校での心の問題をサポートする中で自尊感情に目をむけた指導の方法、などについて述べてきました。

この章では、現在、子どもの社会において一般的に指摘されたり論じられたりしている、学力低下や生活習慣の乱れ、また、いじめ、虐待、不登校、引きこもり、非行、たばこ・薬物依存や思春期の妊娠など、さまざまな教育病理現象や社会が抱える問題について、数年前から行ってきたＱＯＬ調査の結果から得た知見を参考にしながら、自尊感情の観点からの分析を行ってみたいと思います。

1　学力低下

経済協力開発機構（ＯＥＣＤ）による学習到達度調査（ＰＩＳＡ）において、日本の国際順位の低下が大きく報道されました。が、それに加えて、成績下位層が増えていること、学習意欲の低下が著しいことが、現場の先生レベルの意見も含めて、たびたび指摘されています。その要因をゆとり教育の弊害と決めつける声もあり、学校での授業時間が増えることになりました。

しかし、総授業時間の減少が学力低下につながったという、単純なことが要因ではないと思います。参加国の増加もあります。また、問題の正答率ばかりではなく、つまずきの要因の分析などももっと検討すべきだと思います。

一方、ＰＩＳＡの報告書によると、低い教育水準は社会にますます重い負担をかけるようになりつつあり、日本の子どもの中の、基礎レベルに達しない生徒の比率はまだ低いとしても、今後も注意深く見ていくことが必要であると警告しています。さらに「科学的な疑問を認識する」課題が苦手だと報告書は指摘しています。

教育委員会に関わるある教育関係者は、自身が担当する地域の調査結果を挙げて、親の収入が多い方が学習意欲があり学力が高い傾向が明らかであること、しかし全体としては学習意欲が高い子どもの方が少数となりつつあることなどを指摘し、危機感を抱いていました。

私の印象としましても、子どもたち一般の傾向として、学習意欲が低いだけでなく、学校卒業後も人生において、あえて新しいことに挑戦することを回避する傾向があるように思います。親と同じ地域に住み、同じような職業につき、同じような人付き合いをする、それで十分であると学校在学中に結論を出すのです。

このような子どもたちにとっては、語学や世界情勢の知識には興味を持てませんし、そもそもさしあたって必要のないことです。語弊があるかもしれませんが、彼らには、科学的な疑問を認識させる教育よりは、社会体験を通して知識の再現、習得につとめる教育で十分だとも言えます。

私はそのような生き方もよいと思いますが、ＰＩＳＡの報告は手厳しく、わが国は現状として、「多くの国の労働市場からすでに消えつつある仕事の種類に適した人材育成を主に行っているというリスクを冒している」ことになります。

学習意欲の低い子どもの中には、家庭教育が全くなされていない子どもたちが少なからず存在するように感じられます。究極の例は虐待の環境下で育った子どもたちです。身体的虐待はないとしても、自身の存在を否定されているような心理的な虐待体験もあります。

このように家庭環境に問題がある子どもたちには、学習意欲を高めるというよりは、家庭環境の調節が必要です。家庭環境に問題があると、思春期には家庭に寄りつかなくなります。社会は決して彼（彼女）らにとってやさしいものではありませんが、しかし帰る場所がないので仕方がないのです。

学校を卒業した子どもたちは、①たとえ周囲の反対があっても自分の道を切り開いていく子どもたち、②自分の道を切り開いていくことに自信が持てず、今までの道を踏襲していく子どもたち、③自分の道を切り開いていく自信もないが、家庭のサポートも受けられず、目標設定もなく社会に出ていく子どもたち、の三極に分かれていくと思います。ＰＩＳＡの報告書や行政の目標は、①の子どもたちを想定しているのでしょうが、実際は、そのような子どもは少数ではないでしょうか。

国際的に通用する意欲の高い青少年の育成は重要な課題です。しかしわが国の現状では、大多数の子どもたちは、小学校在学中にすでに、自分の限界を悟っているように思います。

挑戦をする気のない子どもたちは、地元での就職を希望し、親と同じライフスタイルでよいと思っていますが、地方が疲弊している現在、地元で就職できないことも多々あります。やむなく都市に出ていっても、そこでは学力や学歴やコネがないと最低限の暮らしもままなりません。このような若者の中には、「ワーキングプア」あるいは「ネットカフェ難民」と呼ばれる人もいるのでしょう。

一方の、志が高いと思われる子どもたちは、国内にとどまらず積極的に海外に出ていくだろうと想像されます。私たちのQOL調査では、学力も優秀でかつ親が高収入である子どもたちが通う学校も対象としていますので、そのような環境の子どもたちは、さぞかし自信とやる気に満ちているだろう、と想像されることでしょう。

しかし恵まれた環境にいる優秀な子どもたちにおいても、やはり自尊感情は高くないのです（大多数は、ほとんど自分に自信がないと答えています）。調査で個人を特定することはできませんが、そのような子どもたちが通う私立小中学校の子どもたちの自尊感情も、全体として見るとその他の子どもたちと差がない、すなわちわが国では思春期の子どもの自尊感情は総じて低いのです。

自尊感情が高ければ、逆境に負けずにやりたいことを行おうと考えるでしょうが、自尊感情が低ければ、さまざまな困難に打ち勝っていくことができにくいと言えます。

学力が高い子どもたちも、全体としては自尊感情が低い。これがわが国の現状なのです。果たして学力をやみくもに上げようとすることだけが、国際的競争力の高い人材を育成することにつながるのか、はなはだ疑問です。

2　生活習慣の乱れ

私たちが学校でQOL調査を行った時、同時に、「朝食を食べるかどうか」「睡眠時間は何時間か」という質問をしました。

ここでは中学生の結果を示します。朝食を毎日食べる子、時々食べる子、食べない子の順にQOL得点が低下しました（資料26）。また中学生の平均睡眠時間は七時間ですが、七時間未満の生徒は、七時間以上の生徒よりもQOL得点が低くなりました（資料27）。

「早寝早起き朝ご飯」というキャッチフレーズがありますが、これはたしかに重要なことです。QOL調査を見ても、明らかだと思います。ここで子どもの睡眠不足に関する問題と、朝食抜きでどのような問題があるのかを簡単にお話しいたします。

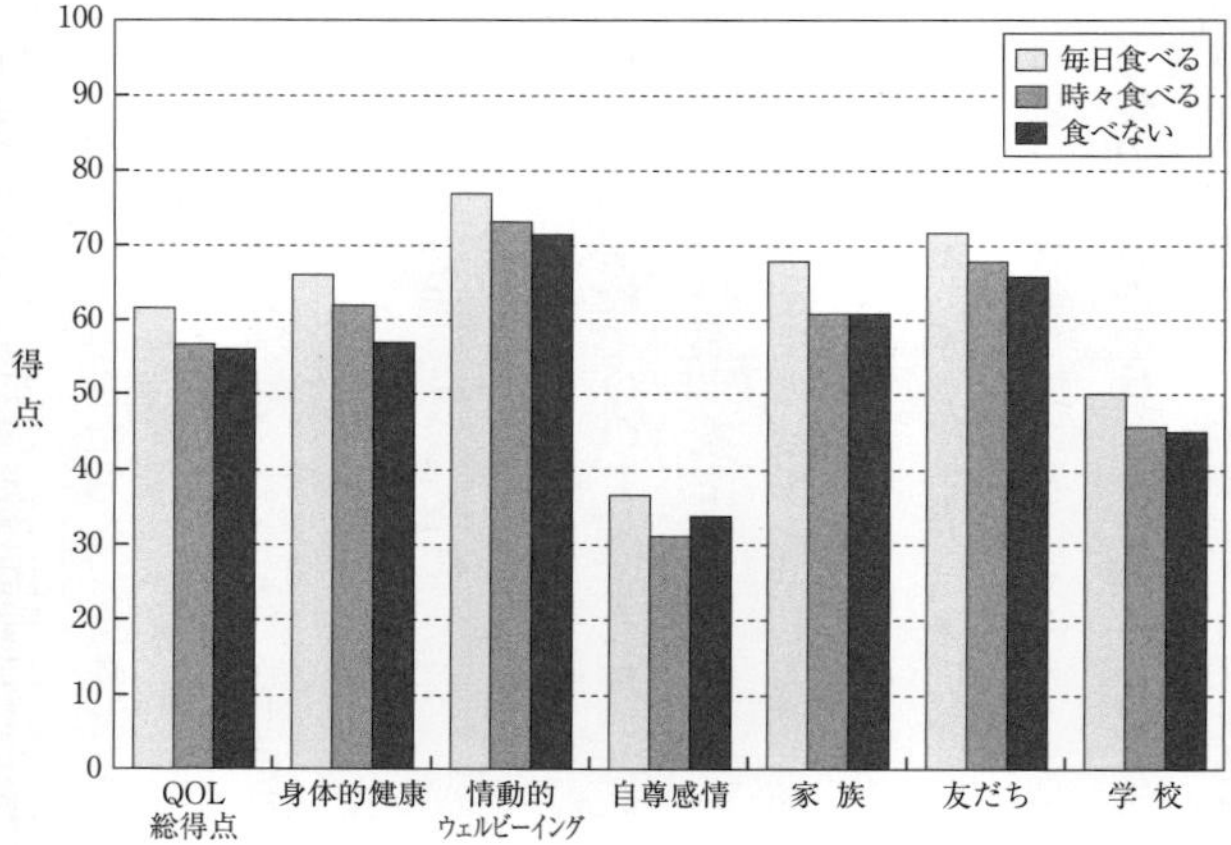

資料26　朝食の欠食とQOL得点ならびに各領域の得点の平均値の比較

わが国の児童・生徒の睡眠時間は、欧米諸国よりも平均一〜二時間短い傾向にあると報告されています。また幼児の夜更かしの習慣も指摘され、一歳半健診でも、就寝時間が午後一一時過ぎの子どもがいると指摘されています。特に幼児期までは親の生活習慣の影響を受けやすいと言えます。どのくらいの睡眠時間が必要であるか一概に言えませんが、私たちの調査では、中学生の子どもの約半数が自分は睡眠不足と感じると答えています。

朝、時間までに登校することを考えると、起床時間を遅くするのは限度がありますので、就寝時間が遅くなると、その分だけ睡眠時間が不足することになります。睡眠の不足は、さまざまなホルモンの乱れを引き起こすこと

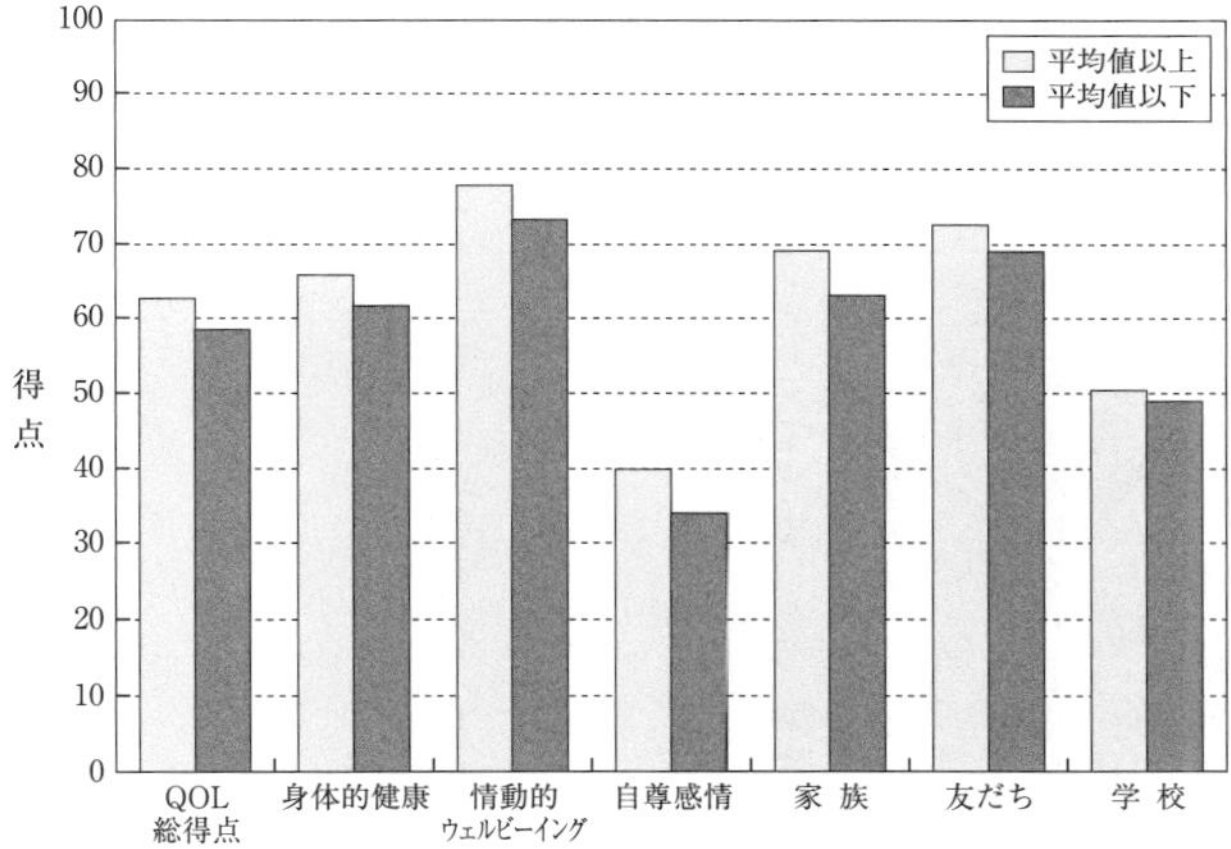

資料27　中学生の睡眠時間とQOL得点（睡眠時間平均=7.0時間）

になります。医師を含めて、わが国の大人は睡眠に対して比較的無頓着ですが、少なくとも子どもは十分な睡眠がとれるように環境を調節することが絶対に必要です。

食生活の問題では、朝食を食べない子どもが増えていると指摘されています。子どもは身体発育の途上にありますので、二度の食事では、必要な栄養素をとることは困難です。空腹感を満たすためにファストフードなどで必要なエネルギーを確保することはできても、少ない回数で、カルシウム、鉄など必要な栄養素をとることは容易ではありません。

偏食、欠食が目立つ子どもの多くは、親自身もそのような食生活を送っているものです。ひとりでの食事、摂取する栄養素の偏り、清涼飲料水やスナック菓子の消費の増加、早食いによる過食、不規則な食生活など、子どもの食生活には多くの問題がありますが、改善するのはなかなか容易ではありません。

3　いじめ

学校におけるいじめの問題は、以前から存在し新しい問題ではないのですが、最近ではその内容も変質し、対応が緊急課題としてとりあげられるようになりましたので、簡単に言及したいと思います。

わが国の子どもたちは、自分の気持ちを抑えてでも、他の子どもたちから逸脱しないという協調的態度をとってきました。国際的には自己主張の乏しさ、個性的な発想の欠如が指摘されたとしても、協調性のある、まとまった集団行動がとれるというのが日本人の特性でした。

しかしそれが近年急速に変化しました。市場経済の拡大、グローバリゼーションにより大人の価値観が変化し、個人主義、能力主義が普及し、時に調和を考えない自己主張が他の意見を圧倒しはびこることが出てきたためか、子どもの世界にも影響を及ぼすようになってきたと私は感じています。

子どもは小学校三、四年生頃から、自分はどうあるべきか、どういう行動をとらなければならないか、という価値規範を持つようになります。しかしこの時期に、大人社会ではびこっている、調和を考えない自己主張が他の意見を圧倒する風潮を見聞きすると、自分たちの世界でもそれを模倣するようになります。さまざまな方法で少数派や意見の合わない同級生を排除していくようになるのです。

とりわけ、よくマスコミでも指摘されるようになっていますが、メールやインターネットを利用したいじめは、陰湿です。最近では「学校裏サイト」と呼ばれる、同じ学校に通う生徒が情報交換に使うネット上への書き込みがいじめの温床となっています（ネットいじめ）。学校裏サイトは二〇万件以上存在すると指摘する専門家もおり、深刻な状況です。

その背景としては、食事中でも寝るときでもケータイを手放さない「ケータイ漬け」と言われる状況があります。これは大人がまず陥っている状況でもあると思います。さらに、ケータイの機能が進化し、検索、リンク機能の向上に加えて、写真や動画を撮影してそのままネット上に掲載できることがいじめに利用されています。

従来は、いじめの加害者がわかりやすかったのですが、ネットという仮想空間の中では誰でも加害者になりえます。仲がいいと思っていた友だちや、学校では全く目立たない生徒が加害者になり、そのことで人間不信に陥る子どももいます。さらに、今までのいじめは、学校に行かなければ直接的な被害から逃れることができましたが、ネットいじめは二四時間、三六五日、いつでもいじめにさらされることになります。そのような状態が続くと、精神的な問題をきたしてくることになります。

被害妄想のようなものが出てきて、「自分は殺されるかもしれない」と口走ったり、また、実際にメールでのいじめから、意識を消失してしまうケースもありました。意識を消失してしまうという症状は、普通ですと、犯罪にまきこまれたりだとか、人が死ぬのを見たなどという状況で起きる症状なのですが、同じような精神症状が出ています。メールのいじめで、それくらい強い心的外傷を受けることがある、ということです。

書かれていることは「おまえをはぶく」だとか、「おまえがくるとうざいからくるな」とか、それぐらいの文章です。しかし、それを不特定多数にウワーッと送ったメールの記録を見てしまうのですから、かなりのショックを受けます。先ほどの意識を失った子のケースでは、送信した同級生が誰なのかがわかっていたのですが、その子とすれ違った瞬間に、症状が出てしまったのです。

このケースでは、親とも相談のうえ、ケータイは使わないようにして、少し落ち着いたら親が見ているところだけでケータイを使うことにしよう、などと決めました。

このように、いったんケータイの使用を中断させることが多いのですが、そうはいっても、自分にとって、友人と連絡をとる手段もケータイですから、「自分を傷つけるのもケータイ、自分が頼るのもケータイ」という状態で、ケータイをとりあげられるということ自体にもすごく不安を抱えている子も多く、なかなか改善されません。それがなんとも見ていて寂しいところであり、また気の毒なところです。精神的におかしい状態にまでなってはじめて、本人も納得してケータイをやめることができる、という現状があります。

相手が誰かわからないということも多く、その匿名性で、被害者になった子どもは疑心暗鬼になってどんどん追いつめられています。また、親がケータイやインターネットの進化についていけず理解が乏しいことが多いのも、ネットいじめを表面化しにくく気づきにくいものにしています。

ネットでのコミュニケーションによるトラブルでは、帰国子女の子どもが精神的にやられてしまうケースもしばしばみられます。それまで、外国での暮らしでは、メールやインターネットによるコミュニケーションよりも、直接思ったことを口にしてコミュニケーションをとってきたような子が、ちょうど小学校を卒業するころに帰ってきて、メールの文化に触れて、そこでつらい思いをすることになるのです。

この背景には、多少とも日本人特有のものがあるのかもしれません。海外の研究者たちにこのことを話すと、アメリカや中国の研究者たちは、「メールなんてただの文字だから、自分から切り離せるという感覚がないのか？」と、日本のこうした状況に首をかしげていました。外国ですと、メールは会って話すことに対しての付属のような位置づけで、メールでわからないことや行き違いがあっても、あとで話せばいいではないか、あとで確認すればいいではないか、という感覚のようです。

でも、日本の場合には、直接相手に会って確認する前に、メールを見ただけで相当なショックを受けてしまう。言葉で直接話すよりも、手紙やメールのほうを重視してしまう傾向が日本人にはあるのかもしれません。興味のあるところです。

いずれにしても、身体的な、直接的な暴力とはまた違い、無視や嫌がらせ、ネットいじめは、自分の人間性や存在自体も否定された、やるせない気持ちにさせます。最悪の場合生きていく気力もなくなる状況に追い込まれていきます。

一連のいじめの問題は、誰が被害者、加害者になるかわかりません。いじめの被害者の自尊感情は低くなるのですが、調査数は不十分ですが、いじめを行ったと答えた子どもと、行ったことがないと答えた子どもの自尊感情を比較すると、いじめを行った子どもの自尊感情も低い傾向にあります。

いじめる側は、自尊感情の低さを他者の自尊感情を低くすることに切り替えただけのことです。他者をいじめることで自尊感情を保つ。誰がいじめのターゲットになるかわからない背景には、子どもたちの自尊感情が総じて低いことがあると言えると思います。

4　虐待

虐待を受けた子どもの自尊感情が低いことは多くの研究者が指摘しています。

虐待を受けた子どもは、保護者から、悪いのは子ども自身だという言葉やメッセージを受け続けていることから、その結果は当然のこととも言えます。虐待を受けた子どもが、しばしば集団の中で衝動的な行動をとるのは、低い自尊感情を高めるために他人に対して虚栄的な態度をとるからだとも考えられます。

最近の動物実験において、劣悪な養育環境におかれたラットはうつ病発症の危険性が高まるという報告があります。適当かはわかりませんが、これを人間に置き換えれば、虐待を受けた子どもは、うつ病の発症の危険性が高いということになります。また臨床研究においては、虐待を受けた子どもは、発達障害の子どもに類似した認知、行動がみられるということも指摘されています。

虐待を受けた子どもが、保育園・幼稚園や学校で、しばしば乱暴で衝動的な行動をとることがあります。そして、その行動だけで注意欠陥多動性障害（ＡＤＨＤ）と診断されてしまうことがあります。

しかし、典型的なＡＤＨＤの子どもは、（自尊感情が傷つけられておらず保たれていれば、そしてサポーティブな環境にすれば）天真爛漫《らんまん》で裏表のない明るさがあります（ですから、自尊感情を低下させる前に、ＡＤＨＤの症状に気づいてあげることが大事なのです。小児科の研究者の中には、乳幼児健診の際になるべく早く見つけてあげて、小学校入学までにサポートをしてあげられるようにするべきだ、と主張している先生もいます）。

これに対して、虐待を受けた子どもは、ある時には非常に冷静で、さながら大人の反応を観察しているように思える時があります。集団の中で衝動的な行動をとる子どもは、虐待を受けている可能性も考えてみるべきだと思います。

虐待を受けた子どものすべてが、自尊感情が低かったり、うつ病を発症したり、発達障害と似た症状を呈したりする訳ではありません。虐待を受けた子どもでも、自分の周囲や学校で、よい先生や大人と巡り会うことができれば、そのような危険は低くなります。ですからやはり、早期によい出会いを提供できることが大きなサポートになります。

虐待を受けた子ども自身が親になったときに自らの子どもを虐待してしまうことを、虐待の世代間伝達あるいは連鎖と呼びますが、これは虐待を受けたことによる低い自尊感情を自分の子どもに置き換えることにより、かろうじて自分の自尊感情を高めることができることから起きる行動と言われています。

虐待の連鎖は絶対に防止しなければなりませんが、虐待の体験者が不安を持つことなく子育てを行うには、自身の努力では限界があることを理解しなければなりません。

この点に関しては後ほど思春期の妊娠の項でも述べますが、そのためには妊娠に気づいた時点から、産婦人科医、助産師、福祉担当者など関連する人々が、母親または父親となる者の自尊感情を保てるように援助することが、求められるのです。

5　不登校

不登校とは、漠然と学校を長期に欠席すること全般を指す言葉ではありません。子どもたち自身は学校に行くことに強いこだわりがあり、学校に行けないことへの罪悪感があるにもかかわらず、学校に行けない状態のことを不登校といい、子どもたち自身の葛藤の強い、欠席状態ということになります。

したがって、自責の念が強く、自尊感情も当然低くなっていると考えられます。と同時に、不登校は、学校に行けないという子どもたちの状態全体を指す言葉であり、一疾患単位ととらえるにはあまりに多様性があるのも事実です。

不登校といっても、ある日から突然不登校になるのではなく、期間の長短はあるものの準備段階が存在します。学校内での失敗、叱責、対人トラブルがあると、親へ反抗したり、趣味に没頭したり、ストレスを身体的な症状に置き換えたりします。そうすることで、学校に行けないという状態に対してさまざまな抵抗を試みます。

この時に、自分の努力が報われたり、何らかの達成感を味わうことができると、不登校状態に陥ることはありません。

しかしさまざまな努力が報われず、ひたすらいろいろな努力を続けていくことに疲れ果て、へとへとになって努力することもままならなくなった状態で、不登校が始まります。不登校は生真面目な子どもたちに残された最後の抵抗手段と言っても過言ではないでしょう。

したがって、その準備段階も含めれば、ほとんどの子どもたちはその経験を持っていると言えるでしょう。ですからできればこの時点で、子どもたちの葛藤に気づき、また子どもを叱責だけして自尊感情を低下させないことが必要です。

さまざまなストレスや葛藤に対して内面的にはひたすら努力を続けている子どもたちを、叱咤激励することなく、たとえ成果が見られなくても評価を与える、また休憩してもよいということを保証してあげることが大切です。

6　引きこもりとニート

引きこもりとは、六カ月以上自宅に引きこもって社会参加をしない状態が持続しており、かつ他の精神障害がその第一原因とは考えづらい、この二つの条件を満たす人のことを指します。児童精神科医の齊藤万比古《かずひこ》先生は、医療臨床で経過を観察した不登校の子どもの二割程度は、二〇歳を過ぎても引きこもりの状態である、と報告しています。

引きこもりの人たちは、決して気楽なわけではありません。自責の念が強く、自尊感情も保てていないことは明らかです。

同時に、引きこもりの人のほとんどは、精神医学的な診察を受ける機会もありません。実際には、未治療の精神障害があり引きこもっている人も多いのではないかと推測する意見もあります。

これに対して、ニート（NEET：Not in Education, Employment or Training）とは、もともとはイギリスで使用されてきた言葉で、教育、雇用、職業訓練のいずれの状態でもない若者の状況のことを指します。イギリスでは政策的に、ニートの Not を除いて EET の状態に変えようという取り組みが行われています。わが国では、ニートは一五歳から三四歳の未婚者という定義があり、教育、精神医学の点からも興味を持たれていますが、イギリスでは雇用問題として取り上げられることが多いようです。

つまり、日本で使われるニートという言葉には、より多くの概念や状況が混在しているのです。イギリスにおいては、低学歴で就業のチャンスがない若者を支援する意味合いが強いのですが、わが国では、高学歴であるが就業できない若者や、「引きこもり」の若者もその中に含まれてしまっています。

私のような立場からみると、わが国では特に、中学校卒業の時点で不登校状態であり、そのまま就学も就労もできずにいる若者が少なからず存在することが問題に思われます。これらの子どもたちもニートとしてカウントされて、やる気のない若者であるかのように言われがちですが、彼らは決して気楽に過ごしているわけでもありません。

むしろ真剣で生真面目な傾向があり、就業していない自分を情けないと感じており、自尊感情も低いと考えています。

引きこもり、ニートの増加に関しては、特に思春期から青年期への移行がスムーズでなく、いつまでも思春期が続くような子どもたちが多いことと関係している部分があるように思います。心理学的には、思春期は自尊感情が下がる時期ですが、青年期に回復すると言われているものの、悩み多く自信が持てない状況が、回復せずに持続していると言えます。

この原因の一つには、やはり子どもの遊びの質の変化があるように思います。ゲームについてはさまざまな意見がありますが、子どもの状況をみていると、やはり、ゲームに没頭する時間の増加はすさまじく、私としても影響を考えずにはいられません。

かつて家庭用ゲーム機が発売されて以来、子どもが外で遊ばなくなったことは繰り返し指摘されてきました。公園や空き地が減ったり、少子化で子どもが少なくなったり、また子どもを殺傷する犯罪なども立て続けに起こったりしたこともあってか、子どもたちはそれ以降もますます、群れて遊ぶことが減っていると思います。

ゲームは室内で一人でもできますから、友達と話をしたり、時にはケンカをしてぶつかりあうことで、反省したり学んだり、という、かつては確実に経ることのできた大切な人間形成の過程を、経験しないで育っていく子どもが増えています。

一方で、情報通信手段の発達で、手軽にさまざまな情報を入手することができます。家にいるだけでさまざまな情報を入手し、電子媒体を通して多くの人に接することができる。苦労して実体験を積み重ねていかなくとも、仮想体験はいくらでもできるのです。

こうなってくると一般論のように聞こえてしまうかもしれませんが、コミュニケーションという面で実体験と仮想体験のバランスを欠いた子どもが一部で増えているのは、事実といっていいと思います。

もちろん、これらのことについても、子ども自身に責任があるのではなく、あくまでも子どもをめぐる環境が変わってきていることに原因があるのだと思います。このような時代に生まれてきた子どもを、責めたり、一方的に嘆いたりしては、本末転倒だと思います。子どもたちの努力不足だということではなく、あくまで、子どもをめぐる環境のなかに問題点を見いだして、対策を練るべきだと考えます。

7　非行、少年犯罪

一部の報道を見ると、少年犯罪の凶悪化が指摘されているように思えますが、実際のデータを見ると、少年犯罪は減っています。

たしかに、ひとつひとつの事件を見ると、非常にショッキングで社会全体を不安に陥れる事件が増えているように感じられます。しかし、凶悪事件の中でも、殺人事件で検挙される犯罪少年の数は、かつては年に二〇〇～四〇〇人くらいいましたが、しだいに減少し、最近は年に一〇〇人未満で推移し、増加傾向はみられていません。

ですから、繰り返し用いられる「少年犯罪の凶悪化」「心の闇」というキャッチフレーズは、必ずしも的確に実態を言い表してはいません。

諸外国と比較しても、わが国は、人口比で最も少年の犯罪が少ない国と言えます。犯罪データから分析すると、わが国の青年の非行は世界的にみても明らかに少なく、日本の子どもたちは最も従順な子どもたちである、という見方もできるかと思います。

しかし私のような者から見ますと、やはり気になることがあります。いくつかの犯罪事例において、「おとなしい普通の子」と思われていた子がキレて、突然事件を起こした、ということがたびたび指摘されていることです。

思春期までさほど問題を感じることのなかった子どもがいきなり事件を起こす。これは家庭裁判所の調査でも、近年の特徴として指摘されています。私は、家族側の背景として、やはりそういった問題を起こす子どもの親の世代に注目したいと思います。

親の大部分は、一九六〇年代から一九七〇年代前半の第二次ベビーブームまでに生まれた世代です。日本は高度経済成長期から安定期に入り、国民の平均所得も増え、八〇年代半ばからバブル経済に突入します。「いい大学に行きいい企業に就職することが幸せな人生」という価値観が一般的になり、経済的に豊かになった親が子どもの塾にお金をかけ始め、有名私立校への受験倍率が激化、「受験戦争」という言葉がさかんに用いられるようになったのも、この親の育った時代です。

現在の子どもの親たちは、そんな時代に思春期を過ごし、「いい学校に入っていい就職をするため」と親から尻を叩かれ、頑張ってきた世代です。だから自分の子どもに対しても同じような態度で接し、子どもにも「頑張り」を要求してしまうように思います。そしてまた、そんな中で自分が叶えられなかったことを、わが子に託し、「この子にならできるかもしれない」という期待を押しつけてしまいます。

つまり、自分が今満たされていないこと、もしくは過去に満たされなかった思いを、子どもで叶えようとし、その期待を押しつけるのです。

今、大学に入った子どものことで、親御さんがなにかにつけて口を出してきて、子どもの成績や授業のやり方などについても発言をしてくるという事態が起きています。親が大学にやってきて、自分が大学のときに満足しなかったことを、子どもの大学に要求するのです。これなども、自分の人生で満たされなかったことを子どもの人生で満たそうとする例ではないかと思います。

それに加え、今は少子化でほとんどの子が一人っ子や二人きょうだいですから、子どもたちはこうした親の期待を全部背負っています。時には親の両親まで加わり、両親と祖父母六人分の期待を一人で背負っている場合もあります。

自我の強い子は反抗できますが、おとなしい子は、本当はやりたくないことや自分に合わないと思うことでも、親の喜ぶ顔が見たい、親の期待に沿いたい一心で親の意見や価値観を受け入れていきます。

この状態が続くと、「自分は本当は違うのに」とか「どうせ親はわかってくれない」という思いが心の中に蓄積されます。親の前や学校などで、表面上は〝いい子〟の仮面をかぶっていても、内面にはいろいろな問題を溜めてしまうことになります。

この心の内に溜まりに溜まった感情が外に向かえば、キレたり、人を傷つけることにつながり、内に向かうと自分を責めたり、傷つけたり、自殺をすることなどにつながるのではないかと思います。これらは自尊感情とも深く関わることです。

私は精神医学的には、最近の少年犯罪を検討するためのキーワードとして、①発達障害、②虐待、③有害情報の氾濫、④引きこもりの長期化、そして⑤QOLの低下を検討しています。

誤解のないように申し上げておきますが、発達障害そのものが直接犯罪に結びつくことはありません。むしろ多くの発達障害の子どもは、対人関係において非常に慎重な行動をとっています。また虐待を受けた子どもは、養育者の犯罪行為の被害者であることも事実です。また、引きこもっていることと犯罪を起こすことは、直接結びつくことではありません。

一方で、長期間の引きこもりの人は、困難な状況に苛《さいな》まれているにもかかわらず、医療、教育、福祉、などのどの機関からも支援を受けられていないことが多いようです。

これらの要因が複雑に絡み、何ら支援を受けていない状況で、大きなストレスを感じることが、犯罪の契機につながっていくケースもみられるようです。

愉快犯という言葉がありますが、実情を見ると何らかの形で追い込まれた状況で、結果的に犯罪を犯してしまったと言うべき事例がほとんどのように思います。「人を殺せば死刑になる」「怖くて自殺できなかったので殺して欲しかった」……。この不可解な発言の裏には、著しいＱＯＬの低下があると私は考えています。

８　たばこ、アルコール、薬物依存

近年、成人男子の喫煙率は低下しているものの、未成年者の喫煙率は上昇が危惧され、喫煙開始の低年齢化も起こっていると指摘されています。学校でも喫煙防止教育が行われるようになってきましたが、「未成年者の喫煙は法律で禁止されている」「たばこは二〇歳になってから」というだけの指導がなされると、かえって子どもの好奇心を刺激して逆効果であるとも言われています。

これはたばこに限らず、アルコールや非合法的薬剤でも同じです。好奇心を刺激するだけのスローガンは効果がありません。重大なことは、年齢が低いほど短期間で薬物依存症状が出やすいことです。

例えば、大人ではニコチン依存になるのに数年かかると言われていますが、中学生ではほんの数週間程度の喫煙でニコチン依存となることがあります。

覚せい剤などはたとえ一度の使用であっても依存をまねきますから、その危険性は認識すべきです。二〇〇七年に、覚せい作用のある薬剤の医療機関での不適切な使用が問題となり、医療機関での適切な処方が厳密に指導されることになりました。

さて、これらの薬物使用・依存について自尊感情という点から考えてみましょう。自尊感情が高ければ、まず、これらの薬物に手を出しにくいと思います。自分の生活に満足していれば、あえて良くないと言われているものに手を出す必要がありません。

逆に満足感が少ない、あるいは自分を変えたい、人から一目おかれたいと内心で思っていれば、些細なきっかけで喫煙などを始めることになります。試しに手を出したものの、やはり喫煙はよくないと思っていることも多いものです。しかしこのような場合でも、学校や家庭でのトラブルを契機に、再喫煙が起こりやすいのです。

喫煙をするのは、実際はストレスに弱い子どもたちです。ですから彼らには、懲罰ではなく、心の支えが必要だと思います。

またいきなり説教されることになれば、自分たちの居場所に土足で踏み込まれたように感じ、強い被害者意識と反抗心を持ちかねません。逆ギレがこわくて注意できない、という意見があると思いますが、たばこを吸っている子どもは、本心は寂しいのです。

「根性をたたき直す」「自分のやっていることがわかっているのか」などという懲罰的な言葉ではなく、「やめるなら今のうちだと思うが」など、大人の注意の仕方にも工夫が必要でしょう。

また、肺ガンの危険性が高くなることや、周囲の人間の受動喫煙の問題などを説明しても、将来に希望を持っていない子どもたちにはなかなかピンとこないと思います。

私は医療機関で子どもを指導する場合には、視覚的な題材を用いるように工夫しています。肺ガンの組織、子どもの時に覚せい剤を使用した子どもの萎縮した脳のＭＲＩの画像などを見せます。

そして、「人体実験をやることは絶対にできないんだけど、こういったことを続けるということは、脳を破壊する薬物で人体実験をやっていることと同じようなものだよ」などと話しかけたりします。

この言葉が寂しさを抱える子どもの心に届けばよいのですが……。

9 早婚、できちゃった結婚

二〇〇六年にテレビで『14才の母』というドラマが放映されました。この番組は反響が大きかったようです。一四歳で妊娠した生徒が、相手の一六歳の男性とともに、数々の困難を乗り越えながら子どもを産み育てることを決意していく、という内容です。

一六歳未満の出産は、少なからず倫理・教育・そして身体的問題が発生しますが、その後のマスコミ報道の流れなどをみていますと、一〇代の出産に肯定的なとらえ方をしている傾向が強いような印象を持ちました。

その背景には少子化の影響もあると思います。以前、厚生労働大臣による「女性は産む機械」という不適切な発言もありましたが、「出生数」が増えることや出産をすることは、それ自体が単純に良いことである、という短絡的な発想につながっているのかもしれません。

妊娠をきっかけにして予定外の結婚を決断する、いわゆる「できちゃった結婚」は、日常よく聞く言葉ですし、ある程度定着した結婚のスタイルと考えている方も多いようです。できちゃった結婚自体は、さまざまな年齢のカップルにその可能性があります。仕事や家族、自分の将来設計をふまえて結婚の時期を慎重に考えていたカップルであれば、よい結婚のきっかけということになるでしょう。

しかし、そのような考えも持っていない、特に若い年齢のカップルの場合は、やはり心配な側面もあります。望まない妊娠や結婚となることもあるでしょう。そうであれば周囲のサポートが絶対に必要です。

ところが往々にしてそのような場合は、家族からの支援が得られないことが多いものです。そもそも、ごく若い年齢のできちゃた結婚は、背景に家庭の中で居場所がない寂しさがある場合が少なくないのです。

「望まない出産」という形になれば、生まれてくる子どもに対しては「本当は生まれてきて欲しくなかった」というネガティブなメッセージを送り続けることになります。

ここでも自尊感情が関わってきます。子どもを産み育てることはやはり大変なことです。大変な育児のなかで、子どもに無償の愛情を持ち続けるには、自尊感情を保てることが重要となります。

ところが、我々の高校一年生までを対象とした調査では、前にも述べましたとおり、高校入学後の自尊感情が回復するという結論は得られていません。高校一年生と言えば、一五、一六歳です。この年齢でもできちゃった結婚はあり得ます。また高校二年生以降自尊感情が回復するのかどうかまだ調査を行うことはできていませんが、急激に回復することはないと思います。

自尊感情が低く自分自身を肯定的にとらえられない状況での子育ては、養育に困難が生じてくることは明らかです。孤独な子育てとならないように、周囲のサポートが必要ですが、先ほども述べましたように、若年者の場合、特にパートナーの男性の協力が得られないことが多いのが実情です。

また妊娠に気づくのが遅れることもあります。時には親や友人、学校関係者に相談できないまま、臨月に至ることもあります。

このような時は、産婦人科医、助産師、地域の保健・福祉担当の方々がサポートをすることになりますが、できるだけ早い段階で支援に結びつける方策を検討していただきたいと思います。

　またこの際、母親は自尊感情が低い可能性が高いので、「こうするべきよ」「がんばんなさい」という指導的な対応ではなく、母親の悩みを聞いて、「本当は誰でも大変に思っているから無理をしないで」というような保護的な言葉がけを心がける必要があると思います。

第8章　子どもとどう関わったらよいのか?

それでは、自尊感情を高めるために、子どもとどのように関わっていったらよいのか、ということについて、この章では考えてみたいと思います。

これまでにも述べてきたとおり、自尊感情は、子どもの成長にともなって、ある程度は一定の傾向をもって変化していくということがわかっています。ですから、次のような視点をもって子どもと関わることができると思います。

①幼児期から学童期初期（小学校三年生あるいは満一〇歳ころ）までは自尊感情を伸ばす

②前思春期から思春期にかけては自尊感情を低下させない

③思春期以降は低下した自尊感情を回復する

そのためには、どういった関わり方をしたらよいのか、以下、私見を交えながら述べてみたいと思います。

1　子どもの話に耳を傾ける

まずはやはり、子どもの話に耳を傾けることです。これはよく言われることでもありますが、否定するわけでも肯定するわけでもなく、話を聞くことに徹するということが、やはり必要です。

自分の子どもであればどうしても、先に指示をしてしまったり結論を言ってしまったりしがちです。しかしたいていの場合は、子どもは話を聞いてほしいのです。この関係は、とくに一〇歳ころまでの子どもに重要です。

ティーンエイジになってくると、親には話しにくいことも出てきますし、子どもが親に話してもしようがないと感じはじめることもあります。こういった場合は、子どもたちは、話を聞いてくれそうな人を探したりすることがあります。親だけでなく、先生やカウンセラーのサポートもやはり必要です。

良い聞き手となるには、状況の設定も重要です。

まず、子どもであろうと、適切なプライバシーの保護が必要です。子どもの秘密を守ることももちろんです（もちろん、法にふれることや他人の人権侵害と考えられることの場合にはその限りではありません。また、一人だけでは対応するのが困難な場合は、専門家に意見を求めることが必要です）。

落ち着いた環境で圧迫感のない距離をとること。そして時間とリラックスの確保。大人は自分の意見を押しつけずに、徹底的に傾聴するのです。繰り返しになりますが、子どもたちは相談を求めるように見えていても、大人からの答えを求めているのではなく、話を聞いてほしいことが多いのです。

自分が他人に話すことにより、問題解決の方法を導き出すこともあります。大人がすべての答えを用意する必要はないのです。時々、いくつかの選択肢を提示してあげる程度でよいでしょう。

そして自分は真剣に聞いているということを、子どもへ相づちなどで伝えること、問題の解決を焦らずにゆっくりした気持ちを持って聞いてあげることです。

残念ながら、わが国では親はこの条件を満たすことは少ないようです。親としては、このような対応ができる大人は子どもの周りのどこにいるかを、日頃から確認しておく必要があるでしょう。

おじやおば、祖父母、養護の先生、塾の先生など、子どもの周りの大人にそういった対応ができる人がいると、子どもはずいぶん救われます。担任の先生は、子どもにとって成績などを評価されるということで、話しにくいこともあります。適当な人がいない時は、スクールカウンセラーや教育相談機関も視野に入れてみることを考えてみてください。

ある大学生は、小学生の時、担任に悩みを相談しようと思ったが、「子どもたちは、元気いっぱい、ストレスなんかあるわけはない、小さいことは気にするな」と言われて、一時人間不信に陥ったと話していました。これは言語道断の例ですが、大なり小なり似た傾向はあると思います。

子どもは大人が思っている以上に社会を観察しています。そして、自分自身で何とか問題を解決したいと努力しますし、評価されたいと思ってがんばっています。それが子どもを理解するスタートラインです。純粋無垢ではなくきわめて現実的に生きています。

子ども、特に一〇歳代の子どもが親や担任に相談するのは、せっぱ詰まった状態のことという認識も持ってほしいと思います。相手にされないことは子どもにとってつらいことです。また一方的な意見を聞かされ何の解決にもつながらなかったと感じると、さらにつらい思いをし、無力感を抱えてしまいます。

2　子どもの自尊感情・発達という視点を持つ

今も述べたばかりですが、子どもたちは、大人が思っている以上に敏感で、大人の社会を観察しています。

心理学で、「心の理論」という概念があります。詳しくは専門書を参考にしていただきたいのですが、それによると子どもは四歳くらいで、自分の考えだけでなく、他人の考えを類推する能力を獲得すると報告されてきました。ところが最近では、子どもは一歳半ころにはすでに、そのような能力を獲得しているのではないかという報告が出てきました。二〜三歳ではすでに他人の考えを類推できているが、研究者がそれを判断することができなかっただけだということです。

ここで申し上げたいのは、子どもたちは、大人が思っている以上に、大人の考えを読み取っているということです。大人のごまかしを子どもたちはすぐに見透かしてしまいます。子ども一人一人に個性がありますし、またプライドもあります。子どもの自尊感情は他人との関係性で変化していきます。

まずは、子どもの自尊感情、という視点を持つことが必要です。特に幼児期の家庭教育の中では重要です。その子の持つ個性を伸ばすために親ができることは、自尊感情を育ててあげることだ、と言えます。

個性や可能性を伸ばしていくためには、その子自身が、自分は算数が得意だ、スポーツが得意だ、絵を描くのが好きだ、など、何か自分の中で好きなこと、人よりも優れていると思えることを自覚し、それを軸に自分ならではの価値や役割を見出し、自信を積み重ねていくというプロセスがあります。この中で子どもは、自分の自我やアイデンティティを確立していきます。

子どもたちは、基本的に大人からの評価を得ようと努力しています。しかし、その子その子のでき具合もありますし、個性もあります。大人の尺度で批判したり、他の子どもと比較することは、子どもたちが自信をなくすことにつながります。

我々は子どもの運動会で、「がんばれ！　がんばれ！」あるいは「走れ、走れ」などと応援しがちですが、言われるまでもなく子どもたちはがんばっているし、一生懸命走っているのです。

「よくやった」「すごいぞ」「がんばったね」などと子どもを誉める、努力を評価するという視点、これが子どもの自尊感情を理解することにつながります。親の接し方ひとつで子どもの自尊感情は大きく変化しますから、足りないところばかりを見るのではなく、わが子のよいところを見つけて認めてあげることが大切です。

大人の対応を子どもたちは冷静に見ています。

たとえば、いじめの問題で大人が傍観者であってはいけません。「自分たちで解決しろ」「いじめられた側にも非がある」という大人の言葉は、子どもたちに、「大人は自分は関わることが面倒なだけ」「まるで人の気持ちを理解できていない」とすぐに見抜かれてしまいます。「いじめられた子どもは守り通す」「いじめは決してゆるさない」というメッセージを、表面上の言葉だけではなく、態度で子どもたちに伝えるようにしなければなりません。

また、子どもの発達という視点を持つ、ということは、長い目で見守るということでもあります。

学校の先生も親も、何年生の時にこの勉強ができなければダメ、何歳でこのことができなければ将来が大変だなどと、一年単位のような短期的な視点で判断する傾向にあります。

確かに、勉強は一年前のことがわからなければその先はわからなくなることが多いのですが、一年や二年前のことがわからなくても、わからないところから勉強すれば本当は何も問題はありません。

このままではどんな大人になるのかと心配するのは勝手ですが、子どもにとっては余計なお世話のこともあります。大人の都合で子どもを追いつめて、「自分はだめだ、もう死にたい」などという思いをさせることは避けなければいけません。子ども自身が将来を考えられるようにサポートするのが、本来の大人の役目です。

3　まずはお母さんが、そしてお父さんも自己を肯定する

自尊感情は、その時々の状況によって変化します。失敗したときや対人関係につまずいた時は自尊感情は低くなりますが、それは当然のことと言えます。しかしそれが回復するかどうかが問題です。

もちろん自尊感情が高ければよいということでもありません。どんな時も高いということ

は、自己中心的で他人の気持ちがわからないということでもあり、物事がうまくいかないのは周囲の人間のせいだと考え、トラブルが増えることになります。しかしそれはむしろ例外的であり、概して日本の大人も自尊感情が低いように思います。

まずは、お母さんが自尊感情を保つことが重要です。自尊感情が高ければ、逆境に強いということになります。子育ては、楽しいことばかりではありません。時には、孤独感や自己犠牲を伴うものです。そんなとき自尊感情が低いと、「何でこんなにつらいのだろう」「この子がいなければ楽なのに」などのネガティブな考えが浮かび、子育てが困難になってしまいます。

このような時には周囲の協力や理解が必要です。お父さんがお母さんを肯定的に見てあげることで、お母さんの気持ちはずいぶん変わると思います。同時に、お母さんがお父さんを肯定的に見てあげることも大切です。

お母さんがお父さんに対して否定的な見方をすると、子どももお父さんを否定的に見てしまいます。夫婦喧嘩などで怒鳴りあうことは、ある程度はどの家庭にもあることですが、度が過ぎると子どもに大きな不安を与えることになります。

児童虐待防止法では、配偶者間暴力のある家庭で育った子どもは、心理的虐待を受けたことみなすという考え方がなされています。子どもは大人をよく見ています。特に両親の言動を観察し自分のとるべき姿を模索しているといった方がよいかもしれません。このことを忘れないでください。

夫婦がお互いを肯定的に見るためには、社会でも肯定的に見られることが必要です。しかし、社会では経営効率が優先され、常に責任が問われて疑心暗鬼の状態です。社会全体の問題にもつながってきますが、このような大人の社会自体が抱える不安を、大人たちがどう解消していくか、それを子どもたちの視点からも、考えてゆくべき時だと思っています。以前は過干渉の母親と存在感の薄い父親という形態がよく指摘されました。最近は母子関係も希薄な家庭が散見されます。父子間は多くの家庭で希薄です。父親は大黒柱で、大黒柱が白と言えば黒いものも白である時代は去り、父親の役目が母親と類似しているケースもよくみられます。

父親は、普段はあまりこまかいことに関わらないように見えても、子どもが逆境にあるときに身を挺して守るのがその役目であるとも言えます。子どもの将来を見据えて小賢《こざか》しい処世術は教えないで、子どもが悩んだ時や、逆境の時に頼りになる存在、それが父性です。

父親の存在が安心感につながる場合はよいのですが、夫婦関係が希薄であったり、緊張状態、もしくは家庭内離婚状態にあることも少なくありません。このような場合には、両親ともに余裕がなく、子どものSOSサインに家庭で気づかずに、何も対応できないことが少なくありません。そうした時には、学校、幼稚園や保育園が、子どものSOSに気づく場であって欲しいと思います。

常に夫婦が協力できるとは限りません。そのような時は、社会資源として子育て支援を受けることになります。母親は、父親の協力が得られなければ、「子育てがつらい」と保健師や医師に悩みを相談することもあるでしょう。

そのような時は、母親は疲れているのですから、支援に関わる人は「馬鹿なことを考えないで」「しっかりしないとだめだ」などと叱咤激励するとさらに追いつめることになりかねません。「みんなそのような経験を持っている」「一休みしては」などの言葉がけが有効です。

特に若いお母さん、相談相手のいないお母さんには、ねぎらいの言葉をかけることが、彼女らの自尊感情を保ち、子育ての喜びを感じることにつながります。

一方、父親が一人で子育てを行うことも珍しくないようですが、これに対してはまだまだ支援策が乏しく、早急な対策が望まれます。

親になったときの子育ての仕方については、学校教育ではまったくといっていいほど触れられていません。きょうだいや親戚が多かった時代には、実体験として子どもへの接し方を学んできましたが、近年は子どもが生まれてはじめて子どもに接することで、とまどいを覚えることも多いようです。

また急速な社会の変化で、自分自身の育てられた体験が、子育ての場面では通用しないこともあります。何にしても、親が独りで抱え込まないこと、無理せず自分の気持ちにもゆとりを持つことが重要です。

4　親の期待を押しつけず、子どもを肯定的に受け止める

いつの時代も親は「子どもにはこうなってほしい」という理想を描き、子どもに要求してしまう気持ちを持つものです。その気持ちもわからなくはないのですが、子どもはその子ならではのものを持って生まれてきます。ですから、まずその子の考え方や生き方に目線を合わせ、全面的に受け入れてあげて下さい。

日本の社会では親が少しのんびり構えたり、子どもの意見に耳を傾けたりすると、すぐに甘やかしている、媚びている、などと言う人がいますが、幼児期から小学生くらいまでは親

として子どもを「守り支えている」というメッセージを送り続けてあげるべきです。

また、親が子どもの先回りをしていろいろなことを決めてしまうのではなく、できるだけ選択肢として提示するようにし、そこから子どもに選ばせることを大事にしていただきたいと思います。

時には自分から別の選択肢を持ってくることもあるでしょうが、それを頭ごなしに否定しないでください。それでいいのです。まず、子どもの主体性を尊重すること、子どもを認めてあげることです。大切なことは、親が子どもの悩みを解決してあげることではなく、子どもが自分で解決できる力をつけさせてあげることなのです。

また、子どもは環境の変化や大人の間の意見の違いに敏感です。親が、家庭での子どもへの接し方と、学校や地域での子どもへの接し方を変えてしまうと、子どもは混乱しますし、親が自分のためではなく、自分たちの都合で態度を変えていることを見透かしてしまいます。親の態度が一貫してぶれないことも大切だと思っています。

子どもの時に「自分はダメな人間だ」「自分には何の価値もない」と感じて自分の存在価値を低く評価してしまうと、何に対しても自信が持てなくなります。それどころか、小さなことでも挫折しやすくなり、「もうどうなってもいい」と自暴自棄になることもあります。

理想の子育てとは、子どもを長い道のりで、長期的な視野と展望で思慮深く見守ることです。まず子どもを叱る前に、思いやりを持って認めることが必要です。子どもを傷つけないでください。誉めることによって、叱られたことの重要性がわかるものです。

子どもの個性をみて、上手に誉めながら個性を伸ばす方向へと導いてください。しかし、総論はわかっていても具体的にどうしたらよいか、わからないものです。子どもへの対応の仕方で思いついた点をいくつか箇条書きしてみました。

①まずは子どもがやった成果を評価する。そのうえで実現可能な目標にスモールステップで近づけていく。例えば、寝る時間になってても子どもがなかなかおもちゃを片づけて歯みがきをしないとします。この際、頭ごなしに叱るのではなく、いくつかの提案をします。「お片づけゲームの時間だよ」「一〇分で終わったらベッドの中で絵本を読んであげる」。ゲーム感覚の提案は、子どもが取り組みやすいものです。

しかし、年齢的に難しいこともありますし、能力にも差があります。子どもがなかなか片づけなくても、「あと三分で片づけなければお話はしないよ」などという否定的な言葉は使わないようにしたいものです。絵本を読まないという否定的な発言を受けて、子どもの側も「それなら読んでもらわなくていい」と否定的にとってしまうかもしれません。話しかけにも工夫や変更が必要です。

ここでいくつか指示の出し方を考えてみましょう。「一〇分でおもちゃを片づけるのは難しいかもしれない」「親が手伝ったり片づけ始めるタイミングを指示しなければならないかもしれない」「夜九時までにおもちゃを片づけていなかったら親がおもちゃを片づける」。子どもの成長に合った時間設定、指示方法をしてみます。そして最初の設定が困難だったら、設定をもう少し簡単なものに変更します。「一度決めたことを守らないのはだめな子だ」などというのは、大人の都合のいい責任転嫁のこともよくあることです。「決めたことを守ろうとしたけれどもできなかった」という事実から、対話の再スタートをしてみます。肯定的な表現を使うことで、親も話をするのを望んでいることなどを伝えることも大切です。

②一度達成できたからといって、次から毎日達成できるわけではありません。すぐにハードルを上げないことです。「昨日はおもちゃを片づけられたね。明日も片づけられるかな？」など具体的な行為のひとつひとつを評価しながら目標を提示していきます。その中で、かなりの努力を要している事項があれば目標を下方修正することも必要でしょう。

子どもにやる気を起こさせる言葉がけをし、大人も子どもが成功することを期待していることを明確に伝えましょう。

③相対的評価ではなく絶対評価で。特にきょうだいと比較されることで苦い経験を持った方も多いのではないでしょうか。「お兄ちゃんはちゃんとできていたのに」「妹の方がしっかりしている」などの評価は子どもが萎縮してしまいます。その子その子に応じた目標を立てることです。

④「叱る」ことも当然必要です。その際、普段子どもを誉めておくと、叱られたことの重大さに気づくはずです。また、いつまでも叱り続けない、「強く短く」が原則です。また、叱りっぱなしではなく、親の側からも失敗の原因になるものを取り除くなどして、環境を調節してあげることです。成功が得られやすい手助けが必要になることもあります。

⑤小学校入学以降は、子どもを信頼し、守るというメッセージが伝わるようにしてください。学校や友だち関係でストレスが加わると、落ち着かない、べたべたつきまとうなどの退行現象（赤ちゃんがえりなど、いままで獲得した発達がさながら逆戻りすること）がみられたりしますが、それは誉められたい、相談したいというメッセージとして受け

止めてあげてください。もう何歳なのに、何年生なのにという考え方はやめてください。親に助けてもらいたい、依存したいという気持ちは、何歳になってもあります。特にストレスがかかったときは強くなります。親の判断で一方的に閉ざしてしまうと、親子の信頼関係が損なわれます。

⑥学校に通うようになると、嘘をつくこともあります。簡単に見破ることができるような嘘をつく時もありますが、対人関係の発達段階における、嘘をつくことによる駆け引き、と考えてあまり追い込まないでください。

嘘の陰に、例えば本当は学校を休みたい、などの本音が見え隠れすることがありますので、その本音を理解する努力もしてあげてください。嘘をつくこと自体は悪いこととわかっているのであれば、時には大目に見てもよいくらいの度量を持ってよいでしょう。退路を断つような責め方は、必ずしもよくありません。ただし、他人の人権を侵害すること、万引きなど法律に触れることであれば、毅然とした態度も必要です。メリハリのある対応が求められます。

⑦子どもは言葉で説明することが苦手です。食欲がない、眠れない、不安である、疲れるといった子どもの身体的なメッセージを過小評価しないでください。ストレスが身体症

状にあらわれやすいのも子どもの特性です。

5　子ども自身が目標、希望を持てるようにする

物質的な充足度とは裏腹に、自尊感情が低く、学校、友だち関係、さらに自分の身体的な不調を訴える子どもたち。しかし大人社会はそれに気づいていないばかりか、「これだけ恵まれているのに今の子どもたちはどうして?」と子どもの不甲斐なさを嘆いています。今も社会を牛耳ろうと考えている世代は、物が豊かであれば幸せである、という高度成長時代の理論を変えようとしません。

しかし、今の子どもたちは、さらなる物質的な豊かさを求めているのではないように見えます。物には恵まれていますが、現在の生活に満足していないばかりでなく、将来に不安をいだいており、どうすればよいか結論を見いだせていないのが現状です。

子どもたちは、小さなことでもよいから、自分のやれること、目標や生きがいを模索しているのです。子どもたちが求めているのは、子どものときも、大人になってからも、生涯にわたってその時々ならではの生きがいや希望、楽しみを持てることだと思います。

第7章で、子どもの学力の低下をＰＩＳＡの結果に基づいて憂慮する意見が多いことをお話ししました。確かに、全体として順位の低下は好ましい傾向ではありません。だからといって子どもの意思を無視して、詰め込み教育に戻すことはよくないと思います。

一部には世界と競争していく子どもたちの育成も必要でしょう。しかし大多数の子どもたちは困惑しています。ある年齢の子どもたちを一つの尺度で単純に比較した結果にこだわることはないと思います。

日本は世界で最も寿命の長い国です。子どもたちの発育にも時間がかかるという発想の転換をしてはどうでしょうか。同じ年齢で若干学力が低いとしても、後で追いつけばよいのではないでしょうか。その分健康で長生きをしている国民だという自負を持っても良いと思います。

逆に結果を重要視するあまり、大人が子どもに強要する教育であれば、思春期以降にほころびが出ます。学習する意味がわからない、どうせ自分はだめだということを子どもに植えつけるべきではありません。

大人の知性や社会性を測って各国間で競わせる尺度などはありません。仮に作成し国際調査を企画したとしても、世界の国から協力を得ることは難しいでしょう。

ところが子どもたちであれば、同じ尺度で比較することが容認される。もちろんそれが子どもたちの未来に希望を与えるものであればよいのですが、大人の不安のはけ口にされた子どもの立場も考える必要があります。

繰り返しになりますが、子どもたちの求めているものと、今の立法、行政に関わる人々の考えに大きな隔たりがあります。子どもたちが求めていないものを押しつけることはやめるべきです。このままでは子どもの将来が心配、と大人が憂えるのはかまいませんが、子どもにとっては「よけいなお世話」となりかねません。

子どもたちには、プライドもあり将来もあります。大人の不安に振り回されずに、子どもたち自身がたくましく、目標、希望を持てるように支援することが大人の役目です。

6　自尊感情は低すぎず、高すぎず

自尊感情が低い状態で自信が持てないということに関連するさまざまな問題は今までに述べてきましたが、一方で、自尊感情が高すぎるというのも、対人トラブルが増える可能性があります。

当人だけの問題であれば、自尊感情は高いに越したことはありません。自尊感情が高いと誘惑や逆境に強いということが言えると思います。

しかし集団の中の一人として考えると、やみくもに高く保つ、あるいは高めることを目標にすると、収拾がつかなくなると思います。

自尊感情は「低すぎず、高すぎず」、その時に応じてやや高くなったり低くなったりが本来であると思います。自尊感情は他人から押しつけられる概念ではありませんし、子どもから大人になる段階で、自分の限界を知ると、当然低下するものです。これは海外の子どもたちも共通です。

ただし、自信を持てないまま成人していくのはつらいことです。どこかで自信回復は必要でしょう。

私たちの調査では高校一年生までが対象で、高校一年生でも回復していないという結果を得ています。その後の青年期に、自尊感情を回復することができているかどうか危惧しています。実際にはいったいどの年代で回復するのか、もしかしたら回復していないのかがまだわかりません。

自尊感情はさまざまな要因で上がったり下がったりします。失敗した、失恋したなどの出来事があれば下がりますし、誉められたり成功体験があると上がるものです。その時々で上下する、それが人間らしい状態とも言えます。何らかの要因で下がった場合には、依存できる人に高めてもらうこともよいでしょう。あるいは自身の自尊感情が安定していれば、落ち込んだ人の話を真摯《しんし》に聞くこともできます。何度も言いますが、常に低い状況が好ましくないのです。

子どもを否定的に受けとめ続けると、子ども自身が自尊感情を保てなくなってしまいます。「こんな子どもに育てた覚えはない」「産んでくれと頼んだ覚えはない」のような売り言葉に買い言葉の親子げんかは、親は言い捨てているだけのつもりでも、子どもの心には否定的なメッセージがどんよりと残るものですから、注意したいものです。

自分に関しては、時に「自信があるか？」と自問自答をし、Ｎｏと思えば、休養したり、誰かに依存する、気分転換を行うなどし、Ｙｅｓの場合には、それでは他人も大切にしてみよう、という考えを持つ、ということもできます。

同様に、子どもに関しても、たとえば親から見て「自信を持って過ごしていそうか」「一週間楽しく過ごしていたか」などを客観的な視点でチェックしてみることで、自尊感情の上下の状態を確認してみることもできそうです。

7　規則正しい生活習慣の確立を

今回の我々の調査では、朝食を毎日食べる子どもや、睡眠時間が足りていると思っている子どもの方がQOL得点が高い、すなわち生活の満足度が高い、ということがわかりました。子どもにとっての規則正しい生活の重要性がよく理解できると思います。

これに加えて、今回調査は行っていませんが、電子メディアの利用方法と生活の満足度の関係も気になっているところです。

例えば、子どもたちの間でも、メールを受信するとすぐに返事をする（即レスする）のが友だちの証拠、などという子どもたち独自のルールがあります。このことから考えると、睡眠時間の減少や、規則正しい食事をとらないことと、電子メディアの過剰な利用とは関連しているのではないかと推測されます。

人間らしい判断力や意思決定能力の中枢である前頭葉の機能は、幼児期より急速に発達し小学生の頃におおむね完成します。私は小児科医として、小学生という時期にケータイやテレビ、ゲームなどのメディアが一方的に入ってくることについて、前頭葉機能の発達という脳科学的な視点から危機感をもっています。

日本小児科学会は「二歳まではできるだけメディアフリーの環境で育てましょう」といった内容の提言を出しました。三歳以降も一人でテレビやビデオを見させない、見るときには親子で一緒に見る、子どもの反応や親の感想などテレビについて会話を持つ、などのことを推奨しています。大切なことはメディアに子守りを任せてはいけないということです。

しかし一方で、核家族化が進んだ現在、そのような推奨が母親の社会進出を妨げる要因になってもいけないと思います。父親の協力、および弾力的な勤務形態や保育園の有効活用など、社会全体の共通理解をもつべきです。

また、今の時代、テレビをまったく見せないと、子どもが友だちの話についていけなくなったりもしますので、見る場合はなるべく大人がいっしょに見て、子どもへの影響を確認してください。

次ページの表に長時間ゲームをやり続けることによる身体の影響を示しました（資料28）。1～4はゲームに限ったことではありません。受験勉強やお稽古、読書でも見られることもあるでしょう。しかし、睡眠不足や眼精疲労だけでなく、筋肉疲労や攻撃的になりやすいという報告もあります。私の臨床の現場でも、睡眠不足や疲労を訴えた子どもで、ゲームを

1．運動不足 → 肥満など生活習慣病に
2．睡眠不足 → 基礎的な生活習慣の乱れに
3．コミュニケーション不足 → 友人関係が希薄に
4．眼精疲労
5．限られた筋肉の激しい使用 → 筋肉疲労
6．体質との関係 → てんかん発作誘導など
7．脳に対する悪影響 → 前頭葉の機能低下（？）
8．攻撃的な行動をとりやすくなる

資料28　長時間ゲームを行うことによる身体などへの影響

やめさせたら、それらの症状が明らかに改善したことがあります。ゲーム脳については、いろいろ議論されましたが、私自身の考えとしては、ゲーム自体はやはり、やりすぎると子どもにはよくない影響があると思います。

つまり、ひたすらゲームをやりつづけることによって、前頭葉を活性化しないような生活習慣がずっと続くことになるからです。この点は明らかですので、やはり心配しています。

判断能力や、社会性、人との関わり方などは、現実のなかで実際に人と関わるなど、社会生活の中で発達していくものです。ゲームという仮想空間の中でも、キャラクターを通して他人と関われるではないか、という意見もあるかもしれませんが、それはあくまでもパターン化された対人関係であり、またフィードバックがかかりません。かかったとしてもパターンのフィードバックにな

ります。

ケータイと子どもの生活の関連も問題です。

最近は安全対策のためもあるのか、小学生にケータイを持たせる親もいますが、街の中でケータイで話したり、画面に集中して歩いていると、大人でも周りの人や自転車、車に無頓着になります。多くの人の中にいるけれど、自分だけはその空間を共有せず、別の世界にいる。運転中にケータイに応答してはいけないのは、通話するために片手がふさがるから危ないのではなく、頭の思考回路、現場認識がケータイに集中してしまうからです。発達途上の、いちばん社会性が必要な子どもたちにケータイを持たせれば、これらの機能の発達にも影響が出ることも推測されます。

ケータイを持つことに関して、親と子どもに認識の差があるという報告がありました。親がケータイを子どもに持たせるとき、これで子どもといつでも連絡がとれて安心と考える傾向にあります。しかし、子どもはケータイを持つことにより、うるさい親の監視下から離れて、自由に友だちと交流できると考えているようです。

具体的に何歳ぐらいまで、こうしたゲームやケータイに浸かる生活を回避したらよいか、と聞かれれば、前頭葉の発達を考えると、やはり一〇歳ぐらいまでは持たせないほうがよいかなと思います。

また、今やることの優先順位がつけられるようになっていることも必要です。そうしないと、やるべきことがあるのに、ゲームやケータイに没頭してさまざまなことがおろそかになってしまいます。計画立案や行動修正などの能力が育つのは、やはり小学校高学年ぐらいですから、理論上も、それぐらいまで発達を待つ必要があるように思います。

さらに、マナーを理解して守ったり、相手にとって必要か、迷惑かという判断もしなければなりませんから、ある程度の社会性が育っていることも条件でしょう。

こうしたことを考えると、やはり、一〇歳か、小学校高学年になるくらいまでは、少なくともゲームやケータイを与えることは避けたほうがよさそうです。

他の子が持っていて、大丈夫そうだから……という意見もあるかもしれませんが、たとえば運動能力と同じで、社会性や行動修正の能力というのも、その子その子で発達の早さに違いがあります。未熟な子どもに与えると、マナーも守れないし、人が迷惑だということもわからないまま使い続けることになります。これに関しては、むしろ大人全体で考えなければならないことだと思います。

私としましては、ケータイを幼い子どもに持たせる必要はない、ということを、親としてもっと言っていいのではないかと思っています。みんなが持っているからという理由で子どもたちに与える必要もありません。

しかし、街中で見るとその親たちのマナーがよくないですね。親がしっかりとその必要性およびマナーを考え、教えてから、与えるべきだと思います。

先ほども申しましたように、今のところ我々は、メディアとＱＯＬを関連づけた調査は行っていません。ただし、メールに常に拘束される生活に疲弊している子どもたちは、臨床の現場を見ても少なからず存在します。そのために、図書館などのメールの送受信が行えない場所にいることを好む子どももいるほどです。

即レスが友だち間の常識ということで、睡眠時間を削られたりして日常生活に影響が出てくることは決して好ましいことではありません。子どもの健全な発育には、身体と精神のバランスが不可欠です。ゲームに加えて、メールを中心としたケータイを使う時間が増加すると、身体の発育が伴わないアンバランスな状態になる傾向がさらに増すと思っています。親が少し意識的に、実体験や遊びの機会に触れさせるようにすることも大切だと思います。

そのためにも、その前提となる睡眠時間の確保やきちんとした食生活の確立を目指すべきです。

8　大人がみんなで子どもを育む社会を目指す

前掲の村田先生の、パリの日本人学校の運営をモデルにした学校運営の論文が大変参考になります。日本人学校は子どもも親も教育の意識が高いと思いますが、同様に意識の高い国内の一部の私立学校の子どもと比べても、明らかに生活の満足度は高いのです。このパリの日本人学校運営のモデルは、何も学校教育に限定したものではなく、子どもの育成にも通じる理念だと思います。

前掲の村田先生の文章の一部を抜粋して、「学校教育」を「子どもの育成」と置き換えるなど、若干修正を加えてみました。

地域社会でも地区の子どもを自分たち共同で育成するという意識は薄れている。子どもの育成は、ただ家庭・学校だけに任せるものではなく、地域社会、保護者が自分たちの子どもを一緒になって育てていこうという気運が起こらなくては、うまく進まない。それが可能となる地域社会、学校運営、のあり方も関係者が議論していかなくてはならないと考える。

いかがでしょうか？　今の日本では、子育て＝家庭≒母親、教育＝学校、というイメージが強いですね。当然、子育ては家庭、児童・生徒の教育は一義的には学校がその役目を担うことになります。ところが、家庭の問題は家庭で、学校の問題は学校で解決することが難しくなっています。何も問題がなく育って当然、批判されることはあっても賞賛されることはない子育てや教育。これでは親や教師の閉塞感が強くなります。

競争原理が求められる社会環境の中で、子育てと教育は、競争原理では成り立たない分野です。子育ては、「時間を決めて・手際よく・計画的に」が通用しません。また学力が低いからといって、学校や子どもたちにやみくもに競争を煽《あお》る方法も、当事者のストレスを増やすだけです。一人一人に合った目標を立てて指導しなければなりません。

いじめ問題、虐待問題などのように、一つの組織だけ、既存の枠組みの中だけでは解決しない問題が増えてきました。また、既存の枠組みを踏襲《とうしゅう》することが、現在では閉鎖主義、隠蔽体質などと批判されることもあります。縦割り行政の弊害は、教育現場だけでなく、食品業界や、医療の現場にもあらわれています。

もちろん既存の枠組みに問題があり対応が遅れていることは否定できませんが、問題点を批判するだけではなく、どう解決したらよいのか、社会全体の問題として皆で考えていく必要があります。

たとえば、学校で三〇人学級を目指すと、先生の数を大幅に増員しなければなりませんが、新たに必要な先生をどう採用するのか、教師の育成は大丈夫か、そもそも予算はつけられるのか、などです。

これには、地域で行われている虐待防止の取り組みが参考になります。

厚生労働省が住民参加や住民主体をうながして、その結果住民自ら虐待防止に取り組んでいるモデル地区があります。このなかには非常によい結果につなげられている地域が出てきています。

教育、心理、医療、福祉、司法、民間団体などの関係者が一堂に会して会議を開始するのですが、役所の号令で、形だけの会議を開催するのでは何の役にも立ちません。どのような時に会議を開催するのかを決定したり、人を集めるために強力なリーダーシップを発揮する人や組織が必要です。

「地域主導型」「住民参画型」という言葉を政府はよく用いているようですが、子育てもこの概念が当てはまります。一人一人の子どもの問題を家庭に任せるのではなく、プロが職種の垣根を越えて連携し解決するのです。個人情報の保護はどうするのか、自分の仕事で手一杯だ、などという考えを超えて、地域全体で問題を解決する取り組みです。

このような取り組みを虐待に限定することなく、たとえば「いじめ」「引きこもり」などの諸問題を解決する枠組み作りに活用し、地域の横の連携を強めていく必要があります。

医療関係者が司法、福祉との連携を助言し問題解決に至ることも出てきています。保育園や学校に臨床心理士が常駐したり、あるいは定期訪問する。教育委員会と弁護士が連携する。学校運営に保護者以外の大人も参画する……など、地域での取り組みを、参考にできるところから進めていく姿勢が大切です。

子どもは社会的に弱い立場にあります。

学力低下、キレる子ども、などのように、最近の子どもたち自体が悪いともとれる報道が目につきます。しかし社会では子どもたちは最も弱い位置にいるのです。子どもたちは以前とは比較にならないほど多くの情報にさらされ、その情報の取捨選択の方法も教えられず、急激な変化の中で育っていくことを余儀なくされています。

そのような子どもたちを守るのが家庭であり、学校であり、大人社会です。家庭で親が疲弊していたら子どもも疲弊してしまいます。学校で担任の先生の自尊感情が低ければ、受け持ちの子どもたちも楽しくないでしょう。

日本の子どもたちは疲弊しています。またそれを自分たちで自覚しています。

子どもたちのSOSのサインを見逃さないでください。子どもたちの抱えるさまざまな問題を、個人の問題、家庭の問題、学校の問題と批判するのは簡単ですが、それでは解決は不可能です。

子ども自身の存在を認め、その問題を大人が全員でサポートするという意識を持つことが大切です。

あとがき

私は二〇〇二年に、本務を小児科医療の現場から、大学教育の現場に変更しました。そこで教育学の学生を対象に、小児精神神経学という授業科目を持ち、アップデートした内容の話をするように心がけていましたが、七年の間に、授業内容は、「いじめ自殺」「少年犯罪」「麻薬汚染」「特別支援教育」「虐待防止法案改定」「NEET《ニート》」「(子どもの)格差社会」と、さまざまな問題で膨大にふくれあがりました。

この要因の一つとして、第二次大戦後の日本が、子どもや社会的弱者を振り返ることなく大急ぎで成長してきたことの反動が、最近になって顕在化した、という見方はできないでしょうか。

私は、これらの問題を理解するためのキーワードが、自尊感情であると考えていました。現場の学校の先生方を対象に、教育相談と、二〇〇七年から始まった特別支援教育に関連した話をする機会が増えましたが、多くの先生が子どもの自尊感情について興味を持っており、その重要性を認識しているという印象を持っています。事実、東京都教育委員会は自尊感情を育む教育を目指すことになったそうです。

しかし、子どもの自尊感情については、研究目的でそれぞれの研究者が報告を行ってはいるものの、実際に現場の人々に届くものはほとんどありませんでした。多くの現場の人が、それぞれの体験をもとに感じていることが「自尊感情を育みたい」ということなのですが、それがそれぞれの経験や私見として語られ、一般の多くの人々にはまだまだ浸透していないように思います。

無邪気に見える子どもたちも、大人の行動を冷静に見ています。言葉で表現することができなくとも、大人の言動の真意を見透かしていると言えます。大人が無意識ながら子どもの人格を尊重しない行動をとってきた。そのことが子どもにとっては心理的な外傷体験となるばかりか、子ども社会でもそれらの行動を模倣してしまう。子どもの自尊感情を育むには、生まれてきたひとりひとりの子どもの人格を認めることが重要です。

常々、そのような思いを持っていましたが、たまたま二〇〇三年に、子どものQOL尺度調査の研究に参加することになりました。そこでさまざまな知見を得ることができ、また予想以上の子どもの思いが伝わってきました。本書は、その内容を紹介したものです。この本により、わずかでも子どもたちに明かりを照らすことができればうれしいと思います。

子どものＱＯＬ尺度を用いた本研究は、多くの方々の協力や支援をもとに今日まで行われたものです。この研究を始めることができたのは、故飯倉洋治昭和大学医学部小児科教授のご指導のたまものです。

本著で参考資料として皆さんにお示ししましたほとんどが、平成一五、一六年度は「健やか親子21推進のための学校における思春期の心の問題に関する相談システムの構築」というテーマで、平成一七〜一九年度の三年間は、「健やか親子21推進のための多分野の協働による地域の子育て支援方策に関する研究」の中での分担研究、「学校における子どもの心の問題に対応する医療・心理・教育の協働システムの研究」として厚生労働科学研究、子ども家庭研究事業の補助金を受けて行った研究の成果です。研究班代表の渡邉修一郎先生、前川喜平先生および研究班の諸先生方には大変お世話になりました。

特に、ＱＯＬ尺度の翻訳と学術的研究は、当時昭和大学小児科に非常勤臨床心理士として在籍していた柴田玲子（現聖心女子大学）、根本芳子、松嵜くみ子（現跡見学園女子大学）の三名の皆さまと、国立成育医療センターこころの診療部の奥山眞紀子先生にご尽力いただきました。

国際調査につきましては、オランダ在住の教育研究家リヒテルズ直子氏に、国際比較の研究は臨床心理士の曾根美恵氏にご協力をいただきました。昭和大学小児科の小児科医、青山学院大学の心理学科の学部・大学院生をはじめ、多くの方々にも協力をいただきました。また、子どもたちを対象とした学校での調査を快諾いただいた各地の教育委員会、学校の先生方に深謝申し上げます。

なお、本研究は、現在も続けています。菅原ますみ先生には、お茶の水女子大学グローバルCOEプログラム「格差センシティブな人間発達科学の創成」の共同研究者として研究に参画する機会を与えていただきました。同プログラムのリサーチ・フェローの松本聡子さんには幼児版尺度の開発を、榊原洋一先生には日本人学校を含めた国際比較のご協力をいただいています。

この本の執筆にあたっても多くの人にお世話になりました。光文社新書編集部の草薙麻友子さんには、研究会議の場で執筆のご依頼をいただき、遅筆な私の原稿を辛抱強く待っていただきました。また、できるだけ多くの皆さまに読んでいただけるようにと、構成や表現などにいろいろ助言をいただきました。臨床例の考察につきましては、市立川崎病院精神科部長の久場川哲二先生、村田子どもメンタルクリニック村田豊久先生に、多くのご指導ご助言をいただきました。そして妻成子は、終始原稿の整理の手助けをしてくれました。すべての人の協力がなければこの本は発刊できなかったでしょう。この場を借りて、感謝の意を表したいと思います。

二〇〇九年四月

古荘純一

引用・参考文献

古荘純一著『家族・支援者のための発達障害サポートマニュアル』河出書房新社、二〇〇八年
山野良一著『子どもの最貧国・日本』光文社新書、二〇〇八年
リヒテルズ直子著『残業ゼロ授業料ゼロで豊かな国オランダ――日本と何が違うのか』光文社、二〇〇八年
堀田力著『「人間力」の育て方』集英社新書、二〇〇七年
古荘純一著『不安に潰《つぶ》される子どもたち――何が追いつめるのか』祥伝社新書、二〇〇六年
ほんの木編『うちの子の幸せ論――個性と可能性の見つけ方、伸ばし方』ほんの木、二〇〇七年
岩川直樹、伊田広行著『貧困と学力』明石書店、二〇〇七年
古荘純一著『新　小児精神神経学』日本小児医事出版社、二〇〇六年
齊藤万比古著『不登校の児童・思春期精神医学』金剛出版、二〇〇六年
古荘純一著『軽度発達障害と思春期――理解と対応のハンドブック』明石書店、二〇〇六年
リヒテルズ直子著『オランダの個別教育はなぜ成功したのか――イエナプラン教育に学ぶ』平凡社、

二〇〇六年
ほんの木編『子どもが幸せになる6つの習慣』ほんの木、二〇〇五年
久保木富房編『子どもの不安症――小児の不安障害と心身症の医学』日本評論社、二〇〇五年
松本真理子編『うつの時代と子どもたち（『現代のエスプリ』別冊）』至文堂、二〇〇五年
下田博次著『ケータイ・リテラシー――子どもたちの携帯電話・インターネットが危ない！』NTT出版、二〇〇四年
玄田有史、曲沼美恵著『ニート――フリーターでもなく失業者でもなく』幻冬舎、二〇〇四年
ドロシー・ロー・ノルト／レイチャル・ハリス著、雨海弘美訳『10代の子どもが育つ魔法の言葉』PHP文庫、二〇〇四年
ドロシー・ロー・ノルト／レイチャル・ハリス著　石井千春訳『子どもが育つ魔法の言葉』PHP文庫、二〇〇三年
浜田寿美男、小沢牧子、佐々木賢編著『学校という場で人はどう生きているのか』北大路書房、二〇〇三年
磯部潮著『人格障害かもしれない――どうして普通にできないんだろう』光文社新書、二〇〇三年
齋藤慶子著『子育てに失敗するポイント』NHKブックス、二〇〇二年

河合洋、山登敬之編『子どもの精神障害』日本評論社、二〇〇二年
森昭雄著『ゲーム脳の恐怖』ＮＨＫ生活人新書、二〇〇二年
高橋三郎、大野裕、染矢俊幸訳、『ＤＳＭ―Ⅳ―ＴＲ精神疾患の診断・統計マニュアル』医学書院、二〇〇二年
尾木直樹著『親だからできる「こころ」の教育』ＰＨＰ研究所、二〇〇一年
汐見稔幸著『親子ストレス』平凡社新書、二〇〇〇年
ユージン・アンダーソン、シャーロット・ロジャース、ジョージ・レッドマン著、荒木紀幸、山田礼子、江里口歡人訳『親から子へ　幸せの贈りもの――自尊感情を伸ばす５つの原則』玉川大学出版部、一九九九年
河合洋編『いじめ――「子どもの不幸」という時代』批評社、一九九九年
三沢直子著『殺意をえがく子どもたち――大人への警告』学陽書房、一九九八年
Rosenberg, M. "Society and the Adolescent Self-image" Princeton University Press, 1965

引用・参考論文

古荘純一「子どものQOL：幸福感の少ない子どもたち　日本の学校の現状と課題」『教育と医学』一一三四〜一一四一、二〇〇八年

曾根美恵「子どものQOL：幸福感の少ない子どもたち　日本とオランダの子どものQOL比較」『教育と医学』一一二四〜一一三三、二〇〇八年

古荘純一「学童期の子どもの現況：QOL尺度調査からの考察」『小児の精神と神経』四七、二三三〜二四三、二〇〇七年

久場川哲二ほか「今学校で起こっている子どものこころの問題——学校訪問を通して——」『小児の精神と神経』四七、二五五〜二六二、二〇〇七年

村田豊久「教育と医学の視点から見た適応障害」『小児の精神と神経』四七、二四五〜二五三、二〇〇七年

松嵜くみ子ほか「中学生版QOL尺度の信頼性と妥当性の検討」『日本小児科学会雑誌』一一一、一四〇四〜一四一〇、二〇〇七年

根本芳子ほか「中学生版QOL尺度を用いた子どもと父母の認識の差異に関する検討」『小児の精神と神経』四七、一四七〜一五四、二〇〇七年
Yamaguchi, S., Greenwald, A. G., Banaji, M., Murakami, F., Chen, Shiomura, K., Kobayashi, C., Cai, and Krendl. *Apparent Universality of Positive Implicit Self-Esteem*, Psychological Science18, 498-500, 2007
古荘純一ほか「小学生版QOL尺度をスクリーニングとして用いた学童の支援システムの検討」『小児保健研究』六五、三三五〜四〇、二〇〇六年
古荘純一ほか「軽度発達障害における小学生版QOL尺度の検討」『脳と発達』三八、一八三〜一八六、二〇〇六年
根本芳子ほか「睡眠時間・朝食の摂取状況と中学生版QOL尺度得点との関連性」『小児保健研究』六六、三九八〜四〇四、二〇〇六年
武井明ほか「思春期外来における自傷患者の臨床的検討」『精神医学』四八、一〇〇九〜一〇一七、二〇〇六年
根本芳子ほか「小学生版QOL尺度を用いた子どもと母親の認識の差異に関する検討」『小児の精神と神経』四五、一五九〜一六五、二〇〇五年

古荘純一ほか「小学生版ＱＯＬ尺度スクリーニングと医師面接で虐待が判明した一例」『日本小児科学会雑誌』一〇九、五二八〜五二九、二〇〇五年

日本小児科学会こどもの生活環境改善委員会「乳幼児のテレビ・ビデオの長時間の視聴は危険です」『日本小児科学会雑誌』一〇八、七〇九〜七一二、二〇〇四年

柴田玲子ほか「日本におけるKid-KINDL^{R} Questionnaire（小学生版ＱＯＬ尺度）の検討」『日本小児科学会雑誌』一〇七、一五一四〜一五二〇、二〇〇三年

Kobayashi, C. & Greenwald, A. G. *Implicit-explicit differences in self-enhancement for Americans and Japanese*, Journal of Cross-Cultural Psychology 34, 522-541, 2003

朝倉聡ほか「Liebowitz Social Anxiety Scale（LSAS）日本語版の信頼性および妥当性の検証」『精神医学』四四、一〇七七〜一〇八四、二〇〇二年

Furusho, J. et al. *A comparison survey of seizures and other symptoms of Pokemon Phenomenon*, Pediatric Neurology 27, 350-355, 2002

渡辺久子ほか「思春期やせ症のスクリーニングと頻度調査：成長曲線を用いた早期発見、診断方法の試み」『平成一三年度厚生科学研究報告書』二一二一〜二一二六、二〇〇一年

小児精神神経学会「青少年犯罪に関する日本小児精神神経学会提言」『小児の精神と神経』四一、

四～九、二〇〇一年、

村田豊久「スクールカウンセラーから見た日本人学校」『教育と医学』一九～二六、二〇〇〇年

Ravens-Sieberer, U., Görtler, E., Bullinger, M. *Subjective health and health behavior of children and adolescents —— a survey of Hamburg students within the scope of school medical examination.*, Gesundheitswesen 62, 148-155, 2000

眞栄城和美「児童・思春期における自己評価の構造」『東京国際大学　応用社会学研究』一〇、六四～八二、二〇〇二年

Ravens-Sieberer, U., Bullinger, M. *Assessing health-related quality of life in chronically ill children with the German KINDL: first psychometric and content analytical results*, Quality of Life Research 7, 399-407, 1998

The World Health Organization. *The World Health Organization of life assessment(WHO QOL)*, Social science and medicine. 1403-1409. 1995

Bullinger, M. *KINDL a questionnaire for health-related quality of life assessment in children.*, Zeitschrift für Gesundheitspsychologie 1, 64-77, 1994

Birlson, P. et al. *Clinical evaluation of a self-rating scale for depressive disorder in childhood(depressive*

self-rating scale), Journal of Psychology and Psychiatry 28, 43-60, 1987
山本真理子ほか「認知された自己の諸側面の構造」『教育心理学研究』三〇、六四～六八、一九八二年
星野命「感情の心理と教育（一、二）」『児童心理』二四、一二六四～一二八三、一四四五～一四七七、一九七〇年

その他の資料

UNICEF Innocenti Research Centre, "Child poverty in perspective; An overview of child well-being in rich countries —— A comprehensive assessment of the lives and well-being of children and adolescent in the economically advanced nations" February 2007
オランダ大使館主催　日蘭共同教育改革シンポジウム『共生を学ぶ場としての学校——いじめや不登校を防止し子どもの自己肯定感を育てるには』(二〇〇八年一一月一一日、青山学院大学で開催)
オランダ大使館ホームページ http://www.mfa.nl/tok-jp/
シンポジウムホームページ http://www.mfa.nl/tok-jp/item_65197

平成一五年、一六年度厚生労働科学研究（子ども家庭総合研究事業）報告書
主任研究者　渡邉修一郎「健やか21推進のための学校における思春期の心の問題に関する相談システムの構築」

平成一七年、一八年、一九年度厚生労働科学研究（子ども家庭総合研究事業）報告書
主任研究者　前川喜平「住民参画と保健福祉の協働による子育て機能の向上・普及・評価に関する研究」分担研究者　古荘純一「学校における子どもの心の問題に対応する医療・心理・教育の協働システムの研究」

リヒテルズ直子のオランダ通信
http://www.naokonet.com

お茶の水女子大学グローバルCOEプログラム「格差センシティブな人間発達科学の創成」
http://ocha-gaps-gcoe.com/

古荘純一（ふるしょうじゅんいち）
青山学院大学教育人間科学部教授。1984年昭和大学医学部卒業。小児科医、児童精神科医、医学博士。'98年昭和大学医学部小児科学教室講師、2002年より青山学院大学文学部教育学科助教授・教授を経て'09年より現職。'03年、小児科学会小児医学研究振興財団・日本イーライ・リリーフェローシップ受賞。主な著書に『新　小児精神神経学』（日本小児医事出版社）、『軽度発達障害と思春期』（明石書店）、『不安に潰される子どもたち』（祥伝社新書）、『家族・支援者のための発達障害サポートマニュアル』（河出書房新社）などがある。

日本《にほん》の子《こ》どもの自尊感情《じそんかんじょう》はなぜ低《ひく》いのか　児童精神科医《じどうせいしんかい》の現場報告《げんばほうこく》

2009年5月20日初版1刷発行
2017年8月10日　9刷発行

著　者 —— 古荘純一
発行者 —— 田邉浩司
装　幀 —— アラン・チャン
印刷所 —— 堀内印刷
製本所 —— 榎本製本
発行所 —— 株式会社光文社
東京都文京区音羽1-16-6（〒112-8011）
http://www.kobunsha.com/
電　話 —— 編集部03(5395)8289　書籍販売部03(5395)8116
業務部03(5395)8125
メール —— sinsyo@kobunsha.com

　ISBN 978-4-334-03506-8

光文社新書

094 人格障害かもしれない
どうして普通にできないんだろう
磯部潮
何か過剰な人たちの闇と光——人が自分から離れていくのはどうしてだろう？　現代に生きる私たち誰もが感じる「心の闇」を解き明かす。

116 食の精神病理
大平健
精神科医として長年「食」を観察してきた著者が、絵本をテキストに、洞察をひろげていく。わたしたちの「食」は、「身体の自分」と「本当の自分」、ふたりの自分の葛藤だった。

145 子供の「脳」は肌にある
山口創
「心」はどう育てたらよいのか——。どんな親でも抱く思いに、身体心理学者が最新の皮膚論を駆使して答える。子供の「心」をつかさどる脳に最も近いのは、じつは肌であった。

201 発達障害かもしれない
見た目は普通の、ちょっと変わった子
磯部潮
脳の機能障害として注目を集める高機能自閉症やアスペルガー症候群を中心に、発達障害の基礎知識とその心の世界を、第一線の精神科医が、患者・親の立場に立って解説する。

218 医者にウツは治せない
織田淳太郎
うつ病での入院体験を持つ著者が、医者や患者など、うつ治療の最前線を徹底取材。薬に頼らずうつを克服する方法は、意外なところにあった。年間自殺者三万人時代の必読書。

337 問題は、躁《そう》なんです
正常と異常のあいだ
春日武彦
〝国民病〟の「うつ」と比べて、知られざる「躁」。たとえばそれは常識では理解し難い奇妙な言動や、不可解な事件の裏に潜む。その奥深い世界を、初めて解き明かした一般書。

398 精神障害者をどう裁くか
岩波明
なぜ「心神喪失」犯罪者たちは、すぐに社会に戻ってしまうのか。なぜ刑務所は、精神障害者であふれるようになったのか。日本における司法・医療・福祉システムの問題点を暴く。